I0787175

Reiki Usui Avanzato

Reiki Usui Avanzato

Esperienze con l'Energia

Marco Cattaneo GOTAM

Copyright© 2021 Marco Cattaneo – Tutti i diritti riservati

Titolo originale:

Reiki Usui Avanzato: Esperienze con l'Energia

Pubblicato da: GOTAM CAMDA MEDIA

Editing e Correzione bozze: Claudia Marchione

Immagine in copertina: iStockPhoto, concessa in licenza a Marco Cattaneo

Proprietà letteraria riservata.

È vietata la riproduzione, anche parziale, con qualsiasi mezzo.

Prima edizione: febbraio 2021

Revisione minore: settembre 2022

ISBN Edizione Cartacea: 9798710027394

Questo libro è indirizzato a praticanti e Master Reiki già iniziati, a prescindere dal loro stile. Nelle pagine seguenti, i simboli Reiki non sono menzionati per nome, ma indicati come "primo" e "secondo" simbolo.

Marco Cattaneo GOTAM

Reiki, Meditazione, Massaggio

Seminari e Sessioni Individuali a <u>Roma</u>, <u>Milano</u>, <u>Torino</u>, <u>Bologna</u> e <u>Gran Canaria</u> e, in casi specifici da valutare, <u>a distanza</u>.

<u>www.marcocattaneo.it</u>

霊気

Dalla Teoria alla Pratica

Lo scorso anno ho pubblicato il mio primo volume sul Reiki Usui ("Guarire Davvero"), dedicandolo alla teoria fondamentale della disciplina e alla descrizione di un *buon percorso* di crescita per ogni operatore. Mi sono tolto qualche sassolino dalla scarpa relativo alla comunità Reiki italiana, sfatando alcuni miti piuttosto comuni e cercando di venire incontro alle innumerevoli persone abbandonate dal loro Master di riferimento. Infine, ho strizzato l'occhio alla scienza sottesa alle pratiche energetiche, nonché ai principi cardine di guarigione e malattia.

Dopo quella lunga premessa, utile a distinguere la forma dalla sostanza, desidero iniziare un viaggio in profondità, condividendo strumenti ed esperienze vissute negli oltre 5.000 trattamenti svolti negli ultimi 12 anni (prima come operatore e poi come Master Reiki). L'ho già sottolineato in passato, ma è bene ribadirlo: Reiki è prima di tutto pratica e, dall'ascolto di molti che si avvicinano a questa disciplina, so che non è sempre facile avere l'occasione di farne abbastanza. Come ripeto in ogni seminario avanzato, ho scelto di diventare Master Reiki e di dedicarmi a tempo pieno a questo mondo per continuare, senza più scuse, a rivolgere la mia energia verso l'evoluzione personale.

Ogni percorso spirituale ci costringe a confrontarci con i nostri *mostri*. La reazione naturale, che tutti abbiamo dinnanzi a loro, è quella di volgere lo sguardo altrove. Se a questo sommiamo la difficoltà di trovare "cavie" per i trattamenti... credo fermamente che il modo migliore per crescere come individui e operatori Reiki sia quello di buttarsi anima e corpo in questa via. Cosa c'è di più bello che dedicarti a ciò che ti fa stare bene, migliorando la tua qualità energetica e allo stesso tempo aiutando a guarire chi ne ha bisogno?

Sono sempre stato un avido lettore di libri di auto-aiuto, crescita personale e Maestri Spirituali ma, quando vivi determinati passi evolutivi sulla tua stessa pelle, ti accorgi della differenza che intercorrere fra la teoria e la pratica, fra l'appendere un attestato al muro e onorarlo, mettendo al servizio degli altri ciò che hai appreso.

Sono stato affascinato dalla natura dell'uomo e dalla dimensione energetica dell'universo sin dal primo giorno e, attraverso quattro lunghi anni di formazione, ho toccato con mano la meraviglia che può scaturire dalla coscienza durante meditazioni e trattamenti Reiki. Divenuto Master, con un seminario ogni mese dedicato alle nuove leve, mi sono immerso ancor di più nel silenzio e nell'ascolto, lasciando che la realtà invisibile delle energie diventasse via via più manifesta e alimentando un lignaggio che portasse l'essenza del Cuore nel mondo.

Nel libro "Crisi: Risvegliarsi e Trovare il Coraggio di Cambiare" ho raccontato il punto di vista pratico di tante sessioni di aiuto, concentrandomi sul beneficio offerto agli altri. In queste pagine, invece, mi dedicherò all'esperienza interiore che io stesso ho vissuto e ai metodi che ho utilizzato affinché quelle vicende potessero aver luogo.

Reiki non ha realmente bisogno di tecniche. Qualunque cosa ti sia stata spiegata nei seminari di iniziazione è più che sufficiente e, anzi, probabilmente è già troppo. Reiki è un gesto intuitivo: più è libero da schemi e preconcetti, più permette all'operatore di trovare la sua via e il suo modo ideale di praticare. Alcune scuole insegnano il Reiki in corsi di poche ore e, per quanto non sia d'accordo con un approccio così "minimalista", riconosco che l'elemento più importante è l'esperienza pratica, non la tecnica. Perciò ti invito a leggere questo libro con consapevolezza – frase dopo frase – non come un passatempo, bensì come una sorta di meditazione che possa fornirti spunti chiarificatori.

Le informazioni che troverai descritte in molti capitoli riguardano primariamente la preparazione del tuo stato di coscienza, perché questo è ciò che fa la maggior differenza. Non commettere l'errore di pensare che queste informazioni non siano Reiki, poiché esse sono parte integrante degli insegnamenti e della cultura in cui Reiki nasce. Anche se alcuni messaggi si sono persi nell'introdurre la disciplina in Occidente, la loro importanza è fondamentale per la sua efficacia.

Poiché Reiki non è *fare*, bensì *essere*, questo libro vuole aiutarti a *essere*, per poter *fare* al meglio. Anche se il titolo riporta "Avanzato", *essenziale* è l'aggettivo che meglio descrive ciò che troverai in queste pagine.

Al termine di alcuni capitoli ho deciso di proporre semplici esercizi, che daranno un senso più pratico al contenuto discorsivo e ti permetteranno di focalizzarti su aspetti di grande importanza.

Nel chiudere gli occhi e dedicare la mia presenza a un altro individuo in cammino, ho toccato con mano la vera natura di corpo, mente, spirito ed emozioni – e vorrei condividerla con te.

Corpo

L'Importanza del Contatto

Ricordo quanto fosse strano, all'inizio, appoggiare le mani nude sul corpo – seppur vestito – di una persona qualunque. Nella mia esperienza familiare di giovane maschio del Nord Italia, il contatto fisico non aveva mai trovato così tanto spazio come nella pratica del Reiki. Ho sempre abbracciato gli amici, stretto la mano ai conoscenti, vissuto con facilità l'intimità in coppia... ma mai avevo sperimentato questa estrema naturalezza nel contatto fisico con gli sconosciuti. È proprio vero che la distanza che interponiamo fra noi e gli altri è la medesima che c'è fra noi stessi e la nostra parte più profonda.

Non so tu, ma io mi sono sempre stupito della naturalezza con cui i bambini di pochi anni giocano in mezzo alle persone, toccando chiunque senza alcun bisogno di chiedere scusa. Crescendo perdiamo quella spontanea capacità di relazionarci agli altri e sviluppiamo una generale diffidenza. Anche chi è abituato agli sport di contatto si avvicina agli altri fisicamente, ma difficilmente lo fa emotivamente. Sembra esserci una barriera attorno a noi – in alcuni casi più spessa, in altri più sottile – pronta a difenderci nelle nostre vulnerabilità e impermeabile alla connessione profonda con chi ci sta attorno.

Alcuni Master insegnano che il contatto fisico non è indispensabile per un buon trattamento. Per quanto possa essere d'accordo che l'energia arriva a prescindere dalla distanza fra i corpi, il tocco rappresenta una forma terapeutica che da millenni l'uomo impiega per lenire e guarire. Credo, quindi, che valga la pena essere presenti con il contatto per molte buone ragioni. Innanzitutto, come già detto, la vicinanza fisica facilita anche quella emotiva. Inoltre, avendo gli occhi chiusi, il ricevente si sente maggiormente supportato e al sicuro quando l'operatore mantiene le mani vicine al corpo. Se è vero che siamo più vulnerabili nel momento in cui permettiamo al prossimo di toccarci, è anche vero che diventiamo più autentici e accettiamo inconsciamente uno scambio di energia più fluido.

Non ci poniamo alcun problema quando accarezziamo un animale o un bambino, mentre i significati attribuiti al contatto fisico con un altro adulto riflettono il pessimo rapporto che culturalmente abbiamo con il corpo.

Ricordo anche che all'inizio provavo quasi disagio nell'appoggiare le mani su un altro uomo o, per lo meno, non mi sentivo totalmente libero nel farlo. Il silenzioso esempio dei miei maestri e predecessori mi ha aiutato a superare la primissima resistenza e a riscoprire la naturalezza del tocco accompagnato dall'energia del Reiki. Nelle migliaia di trattamenti condotti attraverso gli anni, non ricordo alcuna occasione in cui questo tipo di contatto fisico sia mai stato ragione di fastidio per un ricevente. Quindi, se sei uno di quei praticanti che avvicina timidamente le mani e rimane poi ad alcuni centimetri di distanza dall'altro come forma di rispetto, permettiti invece di sviluppare maggior consapevolezza del corpo, del calore e del ki (che fa parte del Rei-Ki), riconquistando anche tu la naturalezza del contatto. Se non superiamo il confine del primo strato di energia più densa, faremo un'inutile fatica per affondare verso livelli più sottili e impalpabili.

È utile ricordare che il contatto fisico, anche con il proprio corpo, è davvero importantissimo.

Esperienze di Contatto Fisico

- Sperimenta la differenza fra trattare un'altra persona mantenendo le mani a contatto con il corpo oppure a distanza di almeno venti centimetri. Chiedi al ricevente in quale delle due fasi ha preferito il trattamento e quali sensazioni hanno accompagnato entrambe le modalità;
- Sperimenta tu stesso l'autotrattamento mantenendo le mani a contatto con il corpo oppure a distanza di almeno venti centimetri e rifletti sulle sensazioni che hanno accompagnato entrambe le modalità;
- Rifletti sulla relazione fra contatto fisico e vicinanza emotiva: ascolta la differenza fra un contatto di circostanza (ad esempio, stringere la mano a uno sconosciuto) e un contatto amichevole;
- Percepisci il tuo grado di apertura nei confronti del prossimo: quanto ti senti a tuo agio quando una persona sconosciuta si avvicina fisicamente a te, pur senza toccarti?

L'Ascolto del Corpo

Anche nella pratica dell'autotrattamento, il contatto fisico con il proprio corpo può essere terapeutico: ci aiuta a prendere nuovamente confidenza con le parti che meno consideriamo e ci abitua ad ascoltarle maggiormente, restando presenti ad accogliere ogni disagio.

L'iper-intellettualizzazione alla quale siamo sottoposti ci fa dimenticare l'importanza dei segnali che il nostro corpo ci invia e quindi l'universo cinestesico al quale la coscienza può accedere. Ad esempio, capita a molti di affidarsi a un dietologo per stabilire cosa sia bene mangiare e cosa no, quando il nostro corpo (se lo sappiamo ascoltare) può segnalare cosa sia più opportuno assumere *proprio per noi e proprio in un dato momento* – e cosa invece evitare. Il corpo possiede un'intrinseca intelligenza e una grande complessità che, se ci accaniamo con il ragionamento, fatichiamo a comprendere nel suo insieme. Allo stesso tempo, la nostra parte più tangibile riporta informazioni al cervello (e alla mente inconscia) per mezzo di una comunicazione costante. Attraverso lo sviluppo di un nuovo grado di propriocezione, impareremo ad attingere a una miriade di informazioni preziose per la nostra salute e il nostro benessere. Superata la barriera iniziale dello stress e intrapreso il cammino verso una connessione naturale con il fisico, cominceremo a renderci conto di quelle informazioni e a impiegarle consapevolmente per supportare il nostro corpo nelle sfide quotidiane.

Ho già parlato in altre occasioni di come la malattia non sia un nemico da combattere, ma una forma di adattamento a circostanze emotive cronicizzate. Il corpo finisce per manifestare ciò che non siamo stati in grado di riconoscere prima su altri piani. Tuttavia, solitamente, anche in questa dimensione fisica riusciamo a essere ciechi e cerchiamo di zittire ogni messaggio. Per questo sprono i nuovi allievi a impiegare quotidianamente l'autotrattamento per conoscersi meglio e per godere, soprattutto nei sei mesi successivi alla prima iniziazione, della naturale purificazione che su ogni livello comincerà a manifestarsi.

Chi soffre di lievi disagi quotidiani (come cefalea, dolori mestruali o articolari ecc.) si accorgerà di quanto velocemente essi si calmino quando rivolgiamo lì l'attenzione. Moltissime persone con malattie croniche, anche in età avanzata, trovano grande beneficio nel portare le mani dove ne sentono il bisogno, ottenendo sollievo dalla pratica del Reiki su loro stessi attraverso un miglioramento emotivo, fisico-funzionale e di coscienza.

Il corpo è visto da molte culture come tempio dello spirito, carrozza che trasporta l'anima, dimensione fondamentale per l'intera esistenza, da cui possiamo prendere le distanze solo quando si avvicina il momento di lasciarlo definitivamente. È nostro dovere, secondo il mio punto di vista, prendercene cura con amorevolezza – non trattandolo come una macchina alla quale chiediamo una prestazione, ma come un oggetto sacro che ci permette la vita. Questa visione può realizzarsi solo quando accettiamo la dimensione fisica in ogni sua parte e ne riconosciamo l'interconnessione con tutte le altre.

Quando impariamo a trattare il corpo osservandolo in maniera neutrale e considerando l'eguale dignità di ogni sua componente, riusciamo a sviluppare un senso di cura che spesso ci manca. Alcune parti non ci piacciono, altre le consideriamo meno rispettabili, altre ancora potremmo averle associate allo sporco o al peccato: anche in questo senso dovremmo reintegrare dei lati ombra lasciati in disparte, in stato di carenza energetica.

Sono soprattutto i disagi cronici a riflettere il senso di abbandono che una parte di noi ha subito e l'esigenza di riprenderla in considerazione con un grado di attenzione superiore. Del corpo sciacquiamo la superficie per tenerla pulita, ma dovremmo considerare in profondità ogni sua componente e ristabilire il contatto cosciente con la sua sensibilità. L'autotrattamento, in questo senso, può diventare un gesto attento e consapevole, una vera e propria forma di ascolto e di amore per noi stessi, un atto di nutrimento dei nostri bisogni fisici.

Dopo tanti anni dalla mia prima iniziazione, ho imparato a considerare la pratica Reiki come un gesto che va ben oltre la risoluzione di un problema. Pur sapendo che alcuni disagi non sono facili da affrontare su un piano energetico, mi dedico con pazienza alla loro cura – senza l'aspettativa che scompaiano, ma al contrario abbracciandone l'esistenza. Cerco sempre di ricordare che tutto è perfetto così com'è, cioè che ogni apparente anomalia rientra in un progetto inconscio più grande che non riesco ancora a comprendere nell'insieme, ma che posso comunque accogliere.

Coscienza Cinestesica

- Rimani alcuni istanti fermo nella posizione in cui ti trovi, a occhi chiusi;
- Osserva il tuo respiro così com'è, nota *come* fluisce nel corpo, in quali aree si sviluppa maggiormente e in quali meno;
- Porta l'attenzione alle sensazioni cinestesiche che provi proprio adesso, esplorale per qualche istante, una dopo l'altra. Nota temperatura, pressione, dimensione e forma di ognuna;
- Porta ora l'attenzione alle emozioni che provi in questo momento: come ti senti?
- Renditi conto di quante informazioni già presenti dentro di te, ma lontane dalla tua coscienza, sono emerse attraverso l'ascolto del corpo.

Il Massaggio Olistico

Ho sempre pensato che per conoscere davvero il Reiki fosse importante impiegarlo *in purezza*, evitando di contaminarlo con altri strumenti e pratiche. Reiki è di per sé sufficiente, non ha bisogno di supporti esterni e forse questo è uno dei suoi grandi pregi: non richiede altro al di fuori delle nostre mani e del nostro Cuore. Inoltre, solo se ci dedichiamo completamente a un trattamento potremo dare il meglio di noi, in termini di qualità energetica e percezioni fisiche, emotive e intuitive.

Quando nel 2010 mi interessai alla pratica del massaggio, però, decisi di aggiungervi la qualità rivitalizzante del Reiki.

Al di là della tecnica applicata e del beneficio offerto al ricevente, l'arte del massaggio è un toccasana per il praticante stesso. Anche in questo caso, possiamo migliorare il nostro rapporto con il corpo – questa volta nudo – e affrontare preconcetti mentali come quelli che associano la nudità al sesso o che relegano l'intimità fisica a una sola persona. Anche nel massaggio, come nello scambio Reiki, vige un rapporto paritario fra gli attori in gioco, che si mettono alla prova dando e ricevendo allo stesso modo.

Dopo aver appreso i movimenti più importanti e dedicato tempo alla preparazione di base, avevo iniziato a praticare il massaggio *in presenza*: con un approccio meditativo e di riguardo nei confronti del corpo. Infine, avevo aggiunto la qualità energetica del Reiki alla stimolazione manuale, con lo scopo di conferire ai massaggi un grado di cura superiore.

L'esperienza di praticare il Reiki in movimento mi aveva aiutato a percepire l'energia in maniera più dinamica e a migliorare ulteriormente la mia considerazione del corpo. Ogni operatore Reiki dovrebbe possedere nozioni fondamentali di anatomia, conoscere per sommi capi il rapporto fra i differenti sistemi dell'organismo e approfondire la relazione fra mente, corpo ed emozioni da un punto di vista scientifico. Accorgersi che il timore crea tensioni fisiche, ad esempio, o che il pianto le libera, è un insegnamento prezioso che può aiutarci ad apprezzare il fascino dell'essere umano nel suo insieme e la ragione stessa della guarigione.

Come può testimoniare ogni praticante del nudismo, togliere i vestiti ci permette anche di essere maggiormente noi stessi, spogliandoci delle sovrastrutture della personalità e sviluppando un senso più autentico di autostima, fondato sulla percezione dell'individuo che *siamo*, piuttosto che su quello che *crediamo* di essere.

Per quanto abbia continuato a portare avanti i miei trattamenti Reiki separatamente dal massaggio, l'esperienza di fondere le due pratiche per un certo periodo mi ha aiutato a renderle entrambe più autentiche.

Infine, grazie al massaggio ho potuto focalizzarmi su un altro aspetto: la tensione. Non solo come sensazione fisica, ma anche mentale ed emotiva.

Scansione del Corpo in Movimento

- Chiedi a una persona amica di prestarsi per un esperimento e falla stendere in posizione supina per un trattamento Reiki;
- Porta le mani sul Cuore e attendi di percepire distintamente i segnali fisici di una centratura stabile (tachicardia, calore sulle mani ecc.);
- Mantenendo le mani a venti centimetri di distanza dal corpo del ricevente, esegui una *scansione* di organi, punti energetici e canali conosciuti, muovendoti in varie aree e con differenti velocità. Nota quali segnali giungono a te durante il movimento;
- Dedica alcuni minuti a sperimentare movimenti liberi, dando Reiki alla persona, segui l'istinto spostandoti *lungo* i canali o assecondando il movimento di vortici energetici (non pensare a ciò che sai, senti solo il fluire dell'energia sotto le mani).

Rilasciare la Tensione

Ricevendo centinaia di trattamenti Reiki e praticando meditazione quotidianamente, non si può fare a meno di *sentire* e ragionare sulle proprie tensioni. Il termine stesso ci riporta all'idea di *tendere verso,* in un movimento iniziato e mai portato a termine. Tensione è sinonimo di nervosismo, ansia, turbamento, disarmonia ed è l'espressione di un atto interrotto che, nel corpo e nel substrato emotivo, abbiamo improvvisamente congelato. Quando proviamo spavento, ad esempio, il nostro corpo tende i muscoli in una frazione di secondo, come a farci rannicchiare. Questo gesto di autoconservazione può intrappolare nei tessuti la paura (che in quell'istante non siamo stati in grado di gestire consciamente), trasformandola in trauma.

Chiunque abbia praticato rilassamento consapevole per qualche anno sa che esistono tanti gradi diversi di distensione fisica – esattamente come ci sono tanti gradi di consapevolezza. Anche quando ci sentiamo già rilassati, possiamo scoprire inaspettatamente di avere altre tensioni da sciogliere. Ce ne accorgeremo, in particolar modo, solo quando saranno state rilasciate. Così come il processo di sviluppo della consapevolezza avviene attraverso la ricerca di qualcosa che non conosciamo – che spunta all'improvviso nel nostro campo visivo – il rilassamento è un allenamento alla ricerca di tensioni che non sapevamo di avere e che gradualmente si sciolgono in maniera definitiva. Quelle che già percepiamo, infatti, sono solo la punta dell'iceberg.

Trattamento dopo trattamento, meditazione dopo meditazione, rimuoviamo strati inutili dalla superficie verso la profondità. Le tensioni che portiamo nel corpo da una vita intera, infatti, sono entrate a far parte di noi. In età adulta, non ci accorgiamo più di vivere con questa corazza addosso e crediamo che quella maschera rappresenti la nostra identità, ma non c'è niente di più lontano dal vero. Mentre risolviamo le problematiche fisiche più urgenti, cominciamo il percorso per riportare alla luce il nostro io più autentico.

Siamo nati felici e siamo stati corrotti dal trauma, siamo nati rilassati e abbiamo accumulato tensioni che dobbiamo imparare a rilasciare. Quando questo accade, possono manifestarsi nel corpo reazioni più o meno forti. Durante un trattamento può succedere che una persona pianga, rida, tossisca, si agiti o vibri. Tutti questi scarichi tensionali, appunto, sono necessari affinché il suo sistema mente-corpo torni a uno stato di maggior quiete e il trauma venga liberato. A onor del vero, gli stessi sintomi possono manifestarsi anche solo quando ci stiamo avvicinando alla ferita emotiva, che diventa visibile attraverso il corpo. Questo processo di reintegrazione delle parti nascoste nell'ombra è il frutto della somma di molti trattamenti che, come piccolissimi passi avanti, aiutano la persona a evolvere. Anche se siamo soliti dare estrema importanza a un momento specifico di cambiamento, in realtà ogni emozione e ogni singolo riavvicinamento alla radice del problema contribuiscono al suo scioglimento.

Tuttavia, indirizzare la nostra attenzione esclusivamente alla risoluzione dei disagi fisici sarebbe un errore madornale: essi rappresentano solo una piccola parte delle sovrastrutture che ci portiamo dietro. È per questo che dal corpo dovremmo gradualmente spostarci alla coscienza, alla quale possiamo arrivare dopo aver attraversato gli strati della mente e delle emozioni.

Rilassamento Progressivo del Corpo

- Distenditi in posizione supina con le braccia morbide lungo i fianchi, lievemente distanziate dal corpo, e le gambe leggermente divaricate;
- Passa in rassegna le parti del corpo, iniziando dai piedi, salendo lungo le gambe e il bacino, poi proseguendo con la schiena, le braccia, il collo e terminando con la testa. Soffermati su ogni singola parte per *ascoltarla* e *rilassarla*;
- Per ogni parte, immagina prima di lasciare andare le tensioni presenti durante l'espirazione e poi prosegui *raddoppiando, triplicando e quadruplicando* il rilassamento;
- Nota il tuo stato psico-fisico dopo un'esperienza di almeno 15 minuti.

Comprendere il Dolore

Il dolore è uno degli elementi essenziali che plasma la nostra esistenza sin dai primi anni e, per questo, è spesso una delle cause più frequenti di avvicinamento al Reiki. Fisico o emotivo che sia, il dolore più antico definisce i tratti della nostra personalità, contribuisce a costruire le strutture del corpo e plasma i nostri comportamenti. Rappresenta quindi, in un certo senso, il punto di partenza del nostro percorso di crescita.

Dal dolore fuggiamo, ma è paradossalmente *nel dolore* che possiamo trovare consapevolezza: per iniziare a conoscere davvero noi stessi, è proprio in quella direzione che dobbiamo guardare. Le ferite che abbiamo accumulato sono come mollichine di pane che segnano il cammino per ritrovare l'autenticità al di sotto delle sovrastrutture. Questo non significa che il dolore sia necessario per crescere, bensì che è fondamentale guardare apertamente quello che abbiamo nascosto e che si è cristallizzato nel tempo, per poterlo comprendere e lasciar andare. Non dobbiamo compiere l'errore di conviverci, ma lavorare per esaurirlo. Come nel caso della tensione, il dolore tenta di segnalarci dove trovare le parti di noi stessi che abbiamo perduto.

Quando una ferita emotiva è stata abilmente nascosta alla coscienza, con il tempo il dolore che questa cela può diventare un problema fisico o una sofferenza nella carne. Allora non potremo più fare a meno di affrontarla.

Reiki può aiutarci a superare la paura di guardare in faccia il dolore, senza che entrino in gioco le resistenze della mente. Il paradosso sarà scoprire che quella paura non ha più ragione di esistere, perché siamo cresciuti e oggi abbiamo molte più risorse per affrontare ciò che ci ha fatto star male in passato.

Anche se a volte può sembrare il contrario, il dolore non può durare se lo ascoltiamo fino in fondo, perché è lì solo per consegnare un messaggio: quando lo avremo compreso appieno, il dolore non potrà che dileguarsi.

Reiki ci aiuterà a eliminare l'armatura che abbiamo costruito per difenderci e, proprio quando avremo il coraggio di compiere l'ultimo passo reintegrando la parte di noi che avevamo dimenticato, torneremo in pace e saremo più liberi di essere felici. Per questo servono tempo, costanza e ripetizione.

Come operatori dobbiamo vivere questo processo sulla nostra pelle, prima di poter aiutare altri a compiere lo stesso cammino. Più cresciamo noi, più saremo in grado di accompagnare gli altri verso alte vette. Attraverso questo percorso, comprenderemo che il dolore – qualunque forma esso assuma – non è altro che mancanza d'amore e che Reiki apporta quell'amore facendolo scaturire, senza pretesti, direttamente dal nostro Cuore.

Trattamento per Alleviare il Dolore

- In presenza di un dolore fisico marcato, dopo esserti brevemente centrato sul Cuore, avvicina le mani alla parte del corpo che richiama la tua attenzione;
- Infondi Reiki e rimani in ascolto del dolore con atteggiamento amorevole, ringraziandolo mentalmente per il messaggio che cerca di comunicarti, aperto a intuizioni sul suo significato;
- Impegnati a mantenere fluido e profondo il respiro durante tutto il trattamento;
- Immagina di attraversare il dolore da parte a parte, come un aereo attraverserebbe una nuvola, ma soffermandoti al centro per tutto il tempo necessario a testimoniare il cambiamento della sensazione fisica.

Reiki e Mondo Inanimato

L'esperienza con il tocco non si ferma ad amici, conoscenti, animali o al nostro stesso corpo, perché siamo circondati da oggetti fisici che nella pratica del Reiki vengono descritti come potenziali destinatari di un trattamento. Alcuni di essi non sono possessori di una coscienza propriamente detta, ma possono comunque emettere un campo di forza o agire da catalizzatori per la nostra energia.

Cristalli, amuleti e simboli possono essere trattati come *accumulatori* di Reiki, per poi essere impiegati secondo necessità in tempi successivi. Quando li trattiamo, dovremmo dedicare la nostra intenzione al beneficio che noi ne otterremo. Questo rappresenta un grande gesto di amore verso noi stessi, così come soffermarci qualche istante a irradiare l'acqua o il cibo che assumeremo. Anche se all'inizio del mio percorso Reiki ho sottovalutato queste pratiche, con il tempo ho iniziato ad apprezzarle maggiormente, rendendomi conto che anche un gesto semplice può essere vissuto con più consapevolezza e con meno automatismo.

Sottolineo che alcuni oggetti non hanno una coscienza propria, perché a volte la nostra mente proietta su quei talismani un valore intrinseco e vi si lega creando una forma di dipendenza. Se presteremo attenzione al nostro ruolo nel rapporto con l'oggetto, eviteremo questa anomalia. Ho sentito di operatori Reiki, ad esempio, che trattano periodicamente la Terra. Per quanto questo rituale possa risultare affascinante, non ha in realtà molto senso. La Terra non ha bisogno della nostra energia, semmai il contrario: siamo noi ad aver bisogno della sua. Potremmo eventualmente trattare il nostro rapporto con la Terra o la coscienza degli esseri umani affinché la rispettino. Insomma, è importante contestualizzare il nostro gesto e ragionare sull'intenzione che stiamo infondendo. È utile conoscere le dinamiche energetiche sottese al mondo in cui viviamo e non confondere il valore della coscienza umana con quella degli oggetti inanimati.

Per quanto possa apprezzare l'uso di incensi, candele e trattamenti agli ambienti in cui viviamo, cerco costantemente di ricordare che l'efficacia dipende dal loro rapporto con noi e non solo dalla loro energia intrinseca. Possiamo sempre creare la giusta atmosfera al nostro interno, senza necessariamente agire sull'ambiente attorno. Lo stesso discorso vale per i cristalli (spesso associati al Reiki) che, per quanto possano esserci d'aiuto, non devono diventare indispensabili. Premesso ciò, rivolgendo l'attenzione a noi stessi e alle nostre pratiche di consapevolezza periodiche, può essere utile adottare un rituale e predisporre un luogo esclusivamente al Reiki e alla meditazione. Come ho sottolineato nel primo libro, la nostra crescita come individui e operatori non può prescindere da un impegno quotidiano, quindi preparare in casa uno spazio dedicato al silenzio e al raccoglimento può essere determinante per sostenere la nostra motivazione nel percorso. Se ne hai la possibilità, prova a destinare un angolo o una stanza di casa solo a quello, prepara la luce giusta, gli accessori più utili e magari un lettino da massaggio per ricevere le persone che desiderano un trattamento. Quell'ambiente raccoglierà la qualità energetica ideale per le tue attività ed esse, a loro volta, ne trarranno un beneficio per via della risonanza fra l'ambiente e il tuo stato energetico.

Durante la crisi mondiale del 2020, ho scelto di trascorrere un periodo su un'isola nell'Oceano Atlantico, dove potessi avere anche una casa più grande con un piano dedicato a me e la possibilità di una maggior immersione nella natura attorno. Sin dal primo giorno, è risultato evidente l'impatto che quella scelta avrebbe avuto sulla mia vita. Mentre nelle grandi città del mondo le persone soffrivano e venivano rinchiuse fra quattro mura per sopravvivere, sull'isola non potevano che regnare libertà e normalità, accompagnate dall'energia dirompente dall'oceano. Siamo spesso portati a pensare che la vita che conduciamo sia frutto degli eventi e della casualità, perdendo di vista il ruolo assoluto di autodeterminazione che ognuno possiede. Faccio riferimento a questa responsabilità al termine di un capitolo sugli oggetti inanimati, perché troppo spesso mi capita di sentire operatori olistici parlare di presunte leggi universali o attribuire agli altri la colpa di ciò che accade, trascurando completamente le dinamiche energetiche che loro stessi stanno mettendo in atto.

Percezione dell'Energia di Oggetti e Ambienti

- Disponi su un tavolo una decina di oggetti di varie dimensioni e materiali (prediligi cristalli, legno, pietra, piante e aggiungi magari un cellulare acceso);
- Indossa una benda o tieni morbidamente chiusi gli occhi, cominciando a respirare consapevolmente per alcuni minuti;
- "Scansiona" con le mani gli oggetti uno dopo l'altro, senza toccarli, restando a distanza e ascoltandone l'energia;
- Rimanendo bendato, fatti accompagnare o dirigiti con cautela all'interno delle varie stanze della casa in cui ti trovi e sentine l'energia. Evita di pensare o immaginare, percepisci solo con la superficie del corpo e delle mani.

Emozioni e Mente

Calmare la Mente

La mente, che per convenzione presumiamo sia legata al cervello, racchiude in sé molte funzioni: quella analitico-razionale, quella immaginativa-intuitiva e quella reattiva-emotiva. Inoltre, rappresenta un fondamentale filtro che distorce la percezione del reale. Nella pratica di discipline spirituali è spesso considerata come un ostacolo al silenzio interiore, proprio perché il suo compito è quello di elaborare costantemente informazioni.

Mentre viviamo orientati alla realtà esterna, le rappresentazioni mentali interne rimangono sullo sfondo della coscienza e ben si miscelano con l'esperienza sensoriale che stiamo vivendo. Quando invece chiudiamo gli occhi, ci accorgiamo subito che immagini, suoni e dialogo interiore prendono il sopravvento e sembrano conquistare la nostra attenzione.

Benché tutti siano dotati di un sistema nervoso, non sempre ne conosciamo i meccanismi di funzionamento. Ad esempio, ci sfugge che ogni emozione che viviamo, anche la più sottile, dipende dai nostri pensieri. Una prima considerazione fondamentale, quindi, è che la nostra esperienza di vita è profondamente condizionata dalla qualità dei nostri pensieri e non da ciò che accade attorno a noi, come si potrebbe erroneamente credere. È la mente a interpretare gli eventi e a dar loro un significato specifico.

Il pensiero che dà origine all'emozione può manifestarsi attraverso due modalità differenti: la prima è la nostra guida cosciente (cioè la scelta di cosa pensare e come pensarlo, facoltà che possiamo esercitare solo quando scegliamo di rimanere *presenti nel qui e ora*), la seconda è il riemergere di ricordi registrati nell'inconscio, mediante l'associazione stimolo-risposta. In quest'ultimo caso, tutto ciò che vedo, ascolto, assaporo e percepisco con l'olfatto richiama continuamente esperienze passate. Queste si manifestano nel presente attraverso pensieri che generano emozioni – e ciò accade a prescindere dalla nostra volontà.

Ogni volta che la mente (attraverso il pensiero) genera un'emozione, il corpo intero ne è coinvolto attraverso segnali elettrici e chimici che raggiungono le sue cellule. L'emozione, infatti, serve agli animali come stimolo a muoversi. Nel percorso evolutivo riservato all'essere umano, però, vi è un progressivo allontanamento dalla natura animale e quindi dalle reazioni emotive condizionate.

Come praticanti Reiki e come individui in cammino, non possiamo combattere contro nessuna parte di noi (tantomeno contro una così importante come la mente!). In questo modo, infatti, non otterremmo altro che renderla più forte e, ad ogni modo, non potremmo farne a meno nella vita quotidiana. Come comportarsi, allora?

Se l'attività della mente non può mai cessare, qual era il senso delle parole dei Grandi Maestri, che predicavano il non giudizio e la necessità di star lontano dalle illusioni del pensiero?

È davvero possibile raggiungere il silenzio interiore?

In una visione olistica dell'individuo dovremmo considerare che è lo stato energetico globale a permettere a uno specifico pensiero di arrivare alla mente. Lo stato di coscienza in cui siamo rappresenta anche il terreno nel quale le emozioni hanno maggiore o minore impatto su di noi. Per questa ragione, lavorare con Reiki e meditazione ci permette di regolare il comportamento della nostra mente e l'impatto delle nostre emozioni sul corpo. Inoltre, più siamo coscienti di noi stessi, meno distorsioni cognitive guidano le nostre decisioni.

Sia nel breve termine che nel lungo termine, il lavoro interiore e l'innalzamento dello stato di coscienza corrisponderanno a un maggior equilibrio fra le varie funzioni della mente. Le emozioni (legate al cervello limbico) diminuiranno il loro potere su di noi, mentre intuizione, creatività e controllo razionale (delegati alla corteccia prefrontale) acquisiranno più importanza.

Solo in uno stato altamente meditativo la nostra percezione del pensiero potrà scomparire completamente – e in verità questo traguardo, conquistato in svariati decenni di pratica, è ancora appannaggio di una minoranza di persone. Tuttavia, mentre la coscienza si evolve gradualmente, alcuni nodi emotivi importanti si sciolgono e il rumore mentale si allontana sempre di più. Maggiore è il lavoro su noi stessi, meno le emozioni potranno muoverci in direzioni dannose.

Il percorso, però, non richiede di reprimere o ignorare la emozioni che proviamo. Al contrario, ci invita ad abbracciarle, accoglierle e riconoscere allo stesso tempo che noi non siamo le nostre emozioni, bensì l'osservatore che può esserne testimone. Fintanto che non entriamo stabilmente in contatto con la nostra bussola spirituale interiore, le emozioni sono ciò che di meglio abbiamo per districarci nei meandri della vita quotidiana. Cerchiamo ora di capire meglio *come* farlo.

Riconosci come Nasce un'Emozione

- Chiudi gli occhi e rimani in silenzio per alcuni istanti, respirando profondamente;
- Richiama dentro di te una sensazione di gioia e nota come la tua mente ti mostri un film, fatto di immagini e suoni che danno vita all'emozione;
- Richiama dentro di te una sensazione di ansia e nota quale pensiero innesca la sensazione;
- Torna infine a un ricordo di felicità e osserva come l'immagine mentale riattivi il sentimento. Immergiti il più possibile in quel ricordo, ingrandendone l'immagine mentale e amplificandone i suoni.

Guarire le Ferite Emozionali

I trattamenti Reiki psico-emozionali con il secondo simbolo possono consentire a qualunque praticante di lavorare consapevolmente sulle proprie ferite primordiali o aiutare altre persone a fare lo stesso. Questo tipo di trattamento può essere dedicato a qualunque emozione disfunzionale vissuta nel presente, così come a ogni convinzione limitante, pensiero ossessivo o situazione da risolvere. Tuttavia, non dobbiamo cadere nel tranello di trattare ciò che, in realtà, rappresenta solo uno specchietto per le allodole e non il problema vero e proprio. Quando si introduce un'intenzione specifica nella pratica di secondo livello, si rischia che l'ego si metta di mezzo e, in assenza di una visione chiara del problema, ci conduca nella direzione sbagliata.

Porterò qualche esempio concreto per spiegarmi meglio, visto che questi errori di valutazione sono molto comuni a chi non ha l'abitudine di indagare i propri sintomi.

Una donna recentemente lasciata dal proprio partner potrebbe chiedere aiuto perché, a suo dire, "non riesce mai a trovare l'uomo giusto con cui avere una relazione". La tentazione di concentrarsi sul nuovo partner da attrarre potrebbe impedirle di rendersi conto che, in realtà, una sua ferita la trattiene dal vivere l'amore con spensieratezza, apertura e intimità. Le persone che le si avvicinano rispecchiano semplicemente la sua indecisione e la sua poca disponibilità emotiva. Il destinatario del trattamento dovrebbe essere lei stessa, le sue paure e la sua parte ferita.

Una persona che teme di essere licenziata dalla propria azienda potrebbe voler trattare la situazione in cui si trova per mantenere il suo posto di lavoro, perché sarebbe difficile mantenere la propria famiglia senza quell'impiego. Il suo massimo bene, tuttavia, potrebbe risiedere proprio nel perdere quel lavoro, attraversare un momento di crisi e rinascere in una nuova professione più in linea con le sue passioni.

Una coppia potrebbe chiedere aiuto per riuscire a restare insieme ed evitare la separazione, indirizzando il Reiki al benessere della relazione. Tuttavia, forse sarebbe più opportuno che ognuno trattasse sé stesso, ascoltando i propri bisogni e cercando la comprensione di come il percorso di crescita personale sia giunto a un bivio.

Insomma, un problema frequente nell'impiego del Reiki risiede nel focalizzare la questione "sbagliata" e non darsi la possibilità di osservare le dinamiche sottese al problema. L'intenzione scelta all'inizio del trattamento deve evolvere attraverso il tempo e, se stiamo chiedendo aiuto a un operatore esperto, dobbiamo farci guidare dalle sue intuizioni nel percorso di consapevolezza. Quella che a noi sembra la soluzione più adatta al problema, potrebbe essere frutto di un attaccamento al passato o della paura di cambiare. Mettere da parte l'ego vuol dire anche saper accettare che il nostro *massimo bene* potrebbe essere diverso da ciò che la nostra mente auspica.

Se siamo giunti a una crisi, a una malattia o a una separazione, il nostro percorso evolutivo richiedeva quell'ostacolo e non è detto che la guarigione sia necessariamente la strada migliore alla quale dobbiamo approdare. Certamente, il nostro massimo bene sarà l'aumento di consapevolezza per mezzo di quella difficoltà. Se questa sarà sufficiente e se la realtà fisica lo permetterà, giungeremo infine a una risoluzione in linea con i nostri desideri.

Per quanto ad alcuni sembri eccessivo, un buon operatore Reiki dovrebbe conoscere la psicologia umana, la natura fisica della malattia, l'anatomia, la radice emotiva dietro al trauma e, infine, le dinamiche energetiche più classiche. Quando una persona iniziata alla disciplina e con un paio di weekend di pratica alle spalle finge di essere un professionista della relazione d'aiuto, penso sempre che i detrattori della New Age in fin dei conti abbiano ragione. Non siamo terapeuti né psicologi a meno che non abbiamo studiato psicologia, non siamo medici se non abbiamo studiato medicina e, soprattutto, non possiamo aiutare nessuno se non abbiamo cominciato a sperimentare l'esperienza della consapevolezza sulla nostra stessa pelle.

Per concludere, tre sono le chiavi di un efficace lavoro emotivo con Reiki: l'instancabile ripetizione dei trattamenti, la chiara intenzione di guarire una ferita e la disponibilità nel far evolvere l'obiettivo del trattamento, grazie all'intuizione che emergerà sessione dopo sessione. L'osservazione consapevole della nostra quotidianità ci permetterà di cogliere i segnali del miglioramento emotivo e della trasformazione in corso.

Energie Negative e Vampiri Energetici

Nonostante abbia già trattato l'argomento in "Reiki Usui: Guarire Davvero", torno a parlare di negatività, poiché l'argomento genera molte obiezioni. Dal punto di vista dei praticanti meno esperti, c'è spesso la sensazione di poter *assorbire* energie o emozioni che appartengono all'altra persona.

Dopo più di un decennio di pratica Reiki e sedici anni nel mondo delle percezioni extrasensoriali, la mia esperienza va ben al di là della teoria. Per questa ragione mi piace puntualizzare che le energie non si comportano né come gomme da masticare che rimangono attaccate alle scarpe né come vernice che sporca i vestiti.

Durante un trattamento possiamo percepire le emozioni delle altre persone, perché entriamo temporaneamente nella loro sfera di influenza e quindi siamo in risonanza con il loro stato. Metaforicamente, la nostra antenna ricevente può captare un segnale che rientra nella sua gamma di frequenze, al quale è suscettibile. Questo significa sentire lo stato emotivo in cui si trovano gli altri, acquisire informazioni precise ed eventualmente veder stimolati i nostri ricordi passati.

La cosa più comune per un operatore con poca esperienza, una centratura instabile e una mente agitata è quella di essere attraversato da pensieri stimolati dalla risonanza fra il suo stesso passato e ciò che la persona trattata sta provando in quel momento. Spesso il praticante crederà semplicemente di essersi distratto, senza accorgersi dell'origine di quei pensieri. Conquistando maggiore esperienza e miglior controllo del focus mentale, invece, percepirà quelle sensazioni come provenienti dall'altra persona. Con un po' di pazienza, potrà risalire dalla percezione cinestesica dell'emozione alla sua origine, senza esserne personalmente coinvolto.

Durante i trattamenti e nelle comuni interazioni sociali quotidiane, quando sentiamo di essere stati in qualche modo *contaminati* dagli altri, in realtà possiamo renderci conto che la nostra qualità energetica non era delle migliori e che le emozioni altrui ne hanno innescato altre simili in noi. La loro natura neurochimica, poi, permette alle emozioni di rimanere in vita per ore o giorni, ma siamo stati noi stessi a riattivarle e il pensiero le sostiene in un circolo vizioso. Nessuna emozione può aver luogo dentro di noi, se non per mezzo della nostra stessa mente. Conoscendo le reazioni chimico-fisiche del corpo e osservando i cambiamenti energetici che si manifestano tra persone che interagiscono, non possiamo avere dubbi: qualunque campo energetico che coinvolga più individui è alimentato da tutti loro nello stesso momento ed è il risultato della media delle loro energie. In altre parole, nessuno può farci star male, a meno che non vi sia in noi una predisposizione. La persona che innesca il sentimento negativo è, in un certo senso, attirata proprio da noi, come fosse uno strumento atto a soddisfare un bisogno. Non avrebbe senso, pertanto, prendersela con qualcun altro per un nostro stato d'animo, perché siamo noi stessi i veri artefici di tutto!

Anche l'etichetta di "vampiro energetico", spesso tirata in ballo da coloro che si sentono stanchi o spossati dopo una specifica interazione sociale, non ha molto senso: non siamo una batteria che ricarica coloro che ne fanno richiesta inserendo la spina. La nostra energia non si può consumare, perché noi la generiamo continuamente – come fossimo una centrale elettrica. La sensazione di essere spossati sorge in conseguenza a un abbassamento della nostra qualità energetica e, anche in questo caso, la persona che lo ha inconsapevolmente innescato ha solo fatto leva su di noi. In altre parole, una lampadina che brilla non può essere inghiottita dall'oscurità, al contrario, l'oscurità viene irradiata di luce.

Troppo spesso ci concentriamo su come gli altri ci influenzino, trascurando quanto noi stessi possiamo fare lo stesso con il mondo attorno. Se la nostra intenzione è quella di mantenere alta la nostra vibrazione e il nostro impegno quotidiano dedicato all'integrazione dei nostri lati ombra, la risonanza con chi ci circonda sarà costruttiva e genererà effetti positivi. Quando una persona innesca le nostre emozioni più grevi, risponde probabilmente al bisogno di dissipare quelle energie e lasciarle andare. Concentrarsi sull'influenza altrui sul nostro stato è una buona scusa per liberarci dalla responsabilità di occuparci della questione in prima persona e, a lungo andare, agirà a nostro detrimento.

Una metafora che descrive adeguatamente le nostre reazioni emotive nelle interazioni con gli altri è quella dello zainetto che trasporta il nostro passato. Se portiamo in spalla rabbia, dolore o risentimento come zavorre che ci appesantiscono, quelle saranno le emozioni che più frequentemente impiegheremo nelle relazioni con gli altri. Inoltre, il solo fatto di avere una vibrazione alta non è sufficiente affinché queste emozioni non entrino in risonanza con le persone attorno a noi. Dovremo invece impegnarci a lasciare andare quel peso e ad accumulare nel nostro zainetto gioia, entusiasmo e gentilezza, che potranno divenire il carburante delle nostre interazioni. Poiché il nostro bagaglio emotivo è spesso inconscio (e quindi per definizione a noi sconosciuto), osservare le relazioni che abbiamo con gli altri ci aiuterà a comprenderne il contenuto. Se le persone ci fanno spesso arrabbiare è perché noi portiamo rabbia nel nostro zainetto; se le persone ci fanno divertire, siamo noi stessi a portare gioia.

Questo concetto di risonanza emotiva ci aiuta a comprendere meglio un nuovo aspetto dei trattamenti che dedichiamo agli altri. Infatti, le persone che si rivolgono a noi condividono a qualche livello il nostro percorso evolutivo e, nella maggior parte dei casi, sono attratte da una somiglianza: portiamo con noi il seme del medesimo problema che loro desiderano risolvere, anche se in alcuni casi esso si manifesta in noi in una forma differente. Lo sanno bene tutti gli operatori Reiki che ricevono tante richieste e che, in certi periodi, incontrano molte persone differenti con lo stesso problema. Le questioni che ripetutamente ci ritroviamo ad affrontare attraverso gli altri sono spesso le stesse che dobbiamo riconoscere e risolvere al nostro interno.

Non è affascinante? Stiamo cominciando a capire in profondità il concetto per cui *nulla accade per caso*, tanto caro agli adepti della New Age!

Trasformare l'Energia di una Situazione Presente

Quando hai la sensazione che una persona o un luogo ti possano influenzare negativamente:

- Fermati e fai un bel respiro;
- Porta mentalmente l'attenzione al tuo Cuore (senza necessariamente compiere il gesto di centratura);
- Immagina il primo simbolo Reiki, se sei stato iniziato al livello corrispondente;
- Inizia a irradiare Reiki dal Cuore e dalle mani, in tutte le direzioni;
- Prosegui con la tua conversazione e i tuoi comportamenti, cercando di essere cosciente del processo in corso;
- Osserva eventuali cambiamenti nelle persone attorno a te.

La Verità sui 5 Principi Reiki

Solo per oggi non arrabbiarti
Solo per oggi non preoccuparti
Solo per oggi sii riconoscente
Solo per oggi lavora con impegno
Solo per oggi sii gentile con gli altri

Le ricerche più recenti sulla storia di Mikao Usui ci svelano che i cinque principi morali del Reiki, tanto cari alla tradizione che giunge fino ai giorni nostri, siano stati in realtà presi in prestito dal 122º imperatore del Giappone Meiji. Negli anni in cui il Reiki vedeva la sua diffusione in patria, era vietata ogni forma di spiritualismo non espressamente autorizzata dall'impero. Per questo Usui aveva scelto di includere, tra i propri scritti, i principi morali cari all'imperatore. Inizio a parlare dei cinque principi svelando quest'informazione, sconosciuta ai più, perché un pizzico di discernimento non fa mai male, soprattutto quando ci si vuole avvicinare con saggezza (e non con dogmatismo) a una disciplina così preziosa.

Come molti altri precetti antichi tornati di moda grazie alla New Age, dobbiamo tener conto dei cinque principi anche alla luce delle nostre conoscenze moderne. Se consideriamo una prospettiva di breve termine, guardando alla persona che siamo oggi, le emozioni che proviamo non possono essere evitate solamente grazie a un buon proposito, poiché esse rappresentano la reazione più istintiva e rapida di cui il nostro sistema mente-corpo sia capace. Se, tuttavia, ci mettiamo in testa che rabbia e preoccupazione debbano essere eliminate dalla nostra vita, si può realizzare un processo psicologico di repressione di quelle emozioni con altre più edulcorate – nascondendo le sensazioni vere alla coscienza, ma lasciandole vive in noi. Allo stesso modo, sentimenti come la gratitudine e la gentilezza non sorgono spontanei a meno che non vi sia anche una predisposizione energetica e fisica opportuna. Tutto questo mi fa pensare a quell'aura di *finta spiritualità* dalla quale molti sembrano pervasi quando iniziano a conoscere il Reiki. Anche quella è una maschera, dannosa quanto le altre parti dell'ego.

Mi piacerebbe che chiunque potesse trasformarsi per magia in un mistico con il sorriso sempre stampato sul volto, ma questa non è la normalità di ciò che si vive attraverso un autentico percorso di conoscenza di sé ed elevazione della coscienza. È più comune, invece, l'esperienza di passare per numerose crisi, prendere e lasciare il percorso ciclicamente, aspettarsi tutto e subito ma difficilmente riuscire a ottenerlo. Insomma, è più che normale che, dopo un primo approccio alla parte spirituale sopita, la nostra energia possa riequilibrarsi verso terra – portandoci in contatto con lati ombra e scogli quotidiani da superare, lasciandoci in balia di periodi difficili e facendoci apparire tutt'altro che spirituali. Ovviamente, non per tutti il percorso si esprime allo stesso modo, ma ci tengo a rassicurarti che, se ti rivedi in questa descrizione, non vuol dire che tu sia meno spirituale di altre persone, anzi. L'autenticità è un valore fondamentale nel percorso evolutivo, benché votarsi a essa sia più difficile che fingere (anche con sé stessi) di aver improvvisamente raggiunto l'illuminazione. Molti pensano che dedicarsi alla spiritualità significhi essere sempre felici, mentre al contrario significa fare surf sulle onde della vita, sperimentando appieno le proprie qualità umane a tutto tondo.

Voglio quindi guardare in una prospettiva di lungo termine ai cinque principi, che considero utili per migliorare la qualità della vita e per un percorso evolutivo personale. Attraverso la centratura Reiki, la meditazione sul Cuore e un profondo lavoro di guarigione delle ferite emozionali, possiamo davvero riuscire negli anni a liberare più emozioni positive e a limitare quelle disfunzionali. Ci ritroveremo così in armonia con quei dettami, senza aver negato i nostri bisogni.

Per concludere, credo che il più importante tra i cinque principi sia "lavora con impegno", inteso come dedizione a smussare gli spigoli della personalità e a liberare i sentimenti dell'anima.

Esercizio Quotidiano dei 5 Principi

- Dedica un'intera giornata al primo principio ma, piuttosto che sforzarti di non arrabbiarti, presta semplicemente attenzione all'insorgere della rabbia dentro di te e, nel caso in cui dovesse accadere, cerca di accogliere la sensazione fino in fondo;
- Dedica un'intera giornata al secondo principio ma, piuttosto che sforzarti di non preoccuparti, presta semplicemente attenzione all'insorgere di ansia e preoccupazione dentro di te e, nel caso in cui dovessero manifestarsi, cerca di accogliere queste sensazioni fino in fondo;
- Dedica un'intera giornata al terzo principio e cerca di farti sorprendere da gesti e azioni per i quali puoi essere grato;
- Dedica almeno trenta minuti al giorno, per trenta giorni, a una qualsiasi pratica meditativa;
- Metti in atto almeno un singolo gesto consapevole di gentilezza al giorno, per trenta giorni.

Le Emozioni Nascoste

Mentre le emozioni intense sono evidenti – e noi ne sappiamo riconoscere chiaramente la qualità – altre sono più subdole e ci accompagnano nella vita quasi senza far rumore. Il nostro sistema nervoso si abitua rapidamente agli stimoli emotivi che sono con noi da tempo e la nostra mente li comincia a considerare normali, parte di ciò che *siamo*. Questo avviene, a maggior ragione, quando condividiamo quelle consuetudini emotive con la maggior parte delle persone che ci circondano. Ansia e stress, ad esempio, vengono considerate conseguenza dei tempi in cui viviamo e non vengono messe in discussione finché non diventano patologiche. Quando ormai è troppo tardi.

Noi esseri umani apprendiamo come relazionarci all'ambiente in cui nasciamo imitando i comportamenti dei nostri genitori. Ecco quindi come molti schemi reattivi si tramandino di generazione in generazione in automatico, senza consapevolezza. Per di più, una volta abituati a certe sensazioni, smettiamo letteralmente di sentirle ed esse diventano il silenzioso sottofondo della vita. Come fare a riconoscerne la presenza, quindi? Da segnali sottili, come la continua stanchezza fisica, la poca vitalità, la carenza di entusiasmo e passione nelle cose che facciamo. Quelle emozioni sono come rubinetti aperti che disperdono costantemente energia, come zavorre che trasportiamo tutto il giorno.

Ancora una volta, queste interferenze possono manifestarsi nel nostro percorso da operatori, così come nell'esperienza di chi si rivolge a noi per essere aiutato. Quando si inizia a praticare discipline come Reiki e meditazione, quelle vibrazioni di fondo a cui siamo assuefatti riemergono alla coscienza e stridono con il solo fatto di tenere gli occhi chiusi e rimanere fermi in silenzio. All'inizio, possiamo percepire noia o insofferenza per i pensieri incessanti durante la pratica. Continuando a cercare, però, riusciremo ad accorgerci del vero problema.

Rifletti: hai raggiunto la calma che serve per offrire un buon servizio? Sai restare in silenzio e in ascolto per il tempo necessario?

Se ti capita di incontrare persone che durante un trattamento si agitano o aprono spesso gli occhi, prendi mentalmente nota del segnale e lasciale fare, ma cerca di portare a termine il tuo lavoro in ogni caso. Se, durante i tuoi autotrattamenti, il corpo non riesce a star fermo, perdi coscienza o hai pensieri ripetitivi, esprimi la chiara intenzione di restare presente a ciò che senti, approfondisci il respiro e prosegui l'ascolto interiore. Attraverso questi segnali apparentemente innocui, la mente e il corpo segnalano la presenza di un substrato emozionale che sta riemergendo.

Un altro fenomeno a cui ho assistito più volte, che può avvenire nel bel mezzo di un ciclo di trattamenti o persino a ridosso di un'iniziazione, è quello che chiamo "fuga repentina". Quando si sta per scoperchiare il vaso di Pandora, la persona si gira dall'altra parte, ritratta improvvisamente le sue scelte e si allontana dal Reiki. Spesso la mente trova una scusa perfetta per giustificare l'allontanamento dalla disciplina. In questi casi non si può far molto, se non notare tale comportamento (se ci riguarda direttamente) o farlo notare a chi stiamo accompagnando in un percorso. Solo la forza di volontà e la capacità di mettere in discussione le sensazioni istintive potrà correggere questo meccanismo di difesa inconsapevole.

La Via dell'Affiancamento

Continuando a parlare di Reiki ed emozioni, desidero raccontarti tre storie che mi hanno visto protagonista di tre lunghi percorsi di affiancamento a persone bisognose attraverso i trattamenti – protratti in un caso per settimane, in un altro per mesi e, infine, per la bellezza di dieci anni.

Alessandra: in bilico fra la vita e la morte

Alcuni mesi fa, una carissima amica è stata ricoverata in ospedale per ricevere un intervento chirurgico importante, che avrebbe dovuto riparare i danni causati da una malattia degenerativa che la accompagnava da tutta la vita. "Ho trascurato la situazione per troppo tempo, finché non mi sono resa conto che fosse diventata più grave di quanto mi aspettassi" mi aveva detto nel 2020, quando era stata messa in lista d'attesa per l'intervento. L'ho vista sofferente per alcuni mesi, finché non l'hanno finalmente convocata. "Non sappiamo esattamente cosa troveremo quando apriremo l'addome, decideremo successivamente il da farsi. Sarà un intervento che durerà diverse ore e la convalescenza potrebbe richiedere alcuni mesi. Dovrai avere pazienza" le aveva detto il chirurgo durante l'incontro preoperatorio. Vivendo in nazioni differenti, non mi sono reso conto della gravità della situazione finché non mi ha raccontato come fosse andata l'operazione. Seppur a distanza, abbiamo atteso insieme la data fatidica e nei giorni precedenti ho cominciato a trattarla per preparare il terreno. Ho aspettato sue notizie con freddezza perché, se da una parte sapevo che lei avrebbe dovuto attraversare il suo inferno nel corpo, io sarei potuto rimanere un passo indietro, per tenerle energeticamente la mano e supportarla nella sua trasformazione. Aspettavo novità su come fosse andata e come si sarebbe evoluta la situazione da lì in avanti, quando avevo cominciato ad avere la netta sensazione di saperlo già. Avevo iniziato a trattarla due volte al giorno a distanza, ricevendo un costante riscontro intuitivo. Si era creato un legame energetico molto forte, più di quanto già non avessimo prima di iniziare questo percorso. Avevo sollecitato alcuni conoscenti comuni affinché la aiutassero allo stesso modo con il Reiki e li tenevo sommariamente aggiornati sulla sua condizione di salute attraverso i giorni. Mi capitava di svegliarmi la notte e di trattarla, di sentire quando migliorasse o peggiorasse attraverso le settimane. Non potendola chiamare a causa delle condizioni critiche in cui versava, le scrivevo un messaggio a giorni alterni e verificavo le mie sensazioni sul suo stato di salute. Con il pesante mix di anestesie, antibiotici, sedativi e antidolorifici che Alessandra assumeva, non era facile avere sempre sue notizie. Per un periodo avevo messo persino in dubbio la sua sopravvivenza. Visto che, nel frattempo, la sua famiglia e il suo compagno si erano messi in contatto con me, avevo cominciato a includerli sporadicamente come destinatari dei miei trattamenti. C'era voluto più di un mese perché Alessandra potesse uscire dall'ospedale, si erano presentate numerose complicazioni e si erano resi necessari altri due interventi chirurgici supplementari. Per me era umanamente difficile non poterle star vicino da amico (perché mi trovavo in quel momento a 5.000 km di distanza e in piena pandemia Covid), ma era paradossalmente più semplice aiutarla come operatore Reiki, perché ciò che sapevo veniva più dalle intuizioni che dalle notizie reali. Non mi era mai capitato di seguire a distanza una persona bisognosa di supporto per un tempo così lungo e ancora oggi, dopo mesi dall'intervento, accompagno Alessandra con trattamenti quotidiani (anche se per fortuna ora è fuori pericolo!). Al di là dei benefici del Reiki per il ricevente (impossibili da quantificare in una situazione così complessa), la mia crescita come operatore è stata molto significativa. Durante il proprio calvario, l'individuo vive un'esperienza su differenti piani di coscienza. Mentre il corpo sta attraversando il dolore, la mente si sta concentrando sui problemi pratici, aggiungendo allo stesso tempo un attrito crescente: le paure e i meccanismi emotivi inconsci aumentano la densità delle situazioni con cui la persona si deve confrontare. Lo spirito, dal canto suo, sta raccogliendo informazioni e *apprendendo lezioni*. Proprio nel fulcro del caos, passa continuamente fra momenti d'ombra e di luce, dalla fatica nel confrontarsi con la realtà fisica allo sforzo per guarire. In un momento di crisi come quello che Alessandra ha vissuto per mesi, ci si ritrova di fronte a costanti sfide che stimolano la nostra coscienza a cambiare, scegliere una nuova strada da percorrere, disfarsi delle zavorre passate e spostarsi su un piano di realtà differente. Nel seguire un individuo in questo genere di crisi, che a volte lo portano in bilico fra la vita e la morte, si percepisce la cristallina missione dello spirito nel suo percorso evolutivo, che non ha quasi nulla a che fare con la pesantezza dell'esperienza umana. La persona si estende tra terra e cielo – come un omino di gomma si allunga infinitamente per poter rimanere incollato al pavimento e protendersi verso le nuvole, mentre un filo sempre più sottile tiene in connessione le due parti e il suo corpo deformato è sottoposto allo stress di quell'allungamento.

Mentre solo il diretto interessato può sapere cosa sta provando emotivamente e fisicamente, l'operatore che lo affianca nel percorso può percepire i cambiamenti sottili che il suo spirito sta attraversando nel tempo (come puoi immaginare, molto difficili da descrivere a parole). Due sono gli aspetti che più mi hanno colpito attraverso il cammino con Alessandra:

la mia totale dedizione durante le settimane e la fiducia in quello che stavamo vivendo assieme. Queste esperienze emotive sono state per me preziosissime. Avere un appuntamento quotidiano e un impegno così importante – persino più volte al giorno – è stata l'ennesima dimostrazione che abbiamo bisogno di riconsiderare consapevolmente le nostre priorità di vita e che, quando lo vogliamo davvero, possiamo dedicarci con amore incondizionato a grandi opere energetiche.

Claudia: guarire una volta per tutte

Un secondo percorso speciale di cui voglio parlarti è stato quello per aiutare la mia compagna Claudia nell'affrontare un problema cronico di digestione. Claudia è stata prima mia allieva, ha conseguito il Master Reiki dopo tre anni di pratica e infine mi ha aiutato a portare Reiki nella nostra vita di coppia. Per quanto ci fosse già capitato innumerevoli volte di trattarci l'un l'altra, è stato quando Claudia ha iniziato ad accusare costanti problemi di digestione che abbiamo deciso di dedicare giornalmente un po' di tempo a un trattamento consapevole. Dopo esserci stesi nel letto assieme, ogni sera la trattavo seguendo le mie percezioni e, nel silenzio della pratica quotidiana (durata sei settimane), ci siamo ritrovati a sentir crescere la qualità dei nostri sentimenti. Nella sua semplicità, quel gesto quotidiano ci permetteva di stare in reciproca compagnia in silenzio, al di là delle difficoltà della giornata, della stanchezza del lavoro e delle preoccupazioni di ognuno. Ci consentiva di far crescere la nostra relazione, accettandoci a vicenda e vivendo l'amore in maniera sempre più autentica. Come spesso accade, il miglioramento dei sintomi fisici è preceduto da una trasformazione nel corpo e nelle emozioni. Così allarmati dal dolore fisico, dimentichiamo di prenderci cura del nostro stato emotivo (anche perché nessuno ci ha insegnato a farlo). Inoltre, proprio nella vita di coppia, gli impegni quotidiani, i bisogni individuali e gli svaghi che d'abitudine ci portano a riempire le ore rappresentano una scusa perfetta per non dedicare tempo di qualità a noi stessi e all'altro. Quando si inizia il percorso con il Reiki, i trattamenti possono risultare impegnativi e per questo si può non aver voglia di farli spesso. È più semplice iniziare a creare l'abitudine attraverso l'autotrattamento, ma è altrettanto importante abituarsi a trattare altre persone con leggerezza e semplicità. Una buona centratura ci aiuterà, come operatori, a iniziare in qualunque momento. Per questo consiglio di non portare le mani sul Cuore solo come gesto rituale, ma di attendere qualche minuto fino a sentire una reazione fisica. Quando l'energia del Cuore diverrà ben presente nel momento, potremo iniziare il trattamento assumendo la posizione più comoda possibile. Quando trattavo Claudia ogni sera, lo facevo rimanendo disteso su un fianco. So che questa non è una consuetudine ideale, ma allo stesso tempo permetteva di abbattere ogni resistenza.

Dobbiamo ricordare che reiterare i trattamenti per molti giorni è differente rispetto a mettere una grande intenzione in una singola sessione. Prolungando la pratica attraverso le settimane otterremo un doppio beneficio: come operatori miglioreremo la nostra qualità energetica individuale, mentre il corpo del ricevente potrà essere supportato giorno dopo giorno nel processo di trasformazione – che su un piano materiale richiede passaggi graduali e progressivi. Nel caso specifico, anche la nostra relazione di coppia aveva ottenuto un grande beneficio dai trattamenti, essendo stata nutrita dall'attenzione e dalla cura a cui avevamo scelto di affidarci.

Il gruppo di pratica Reiki: una coscienza collettiva

Dal 2009 al 2019 ho dedicato una serata ogni settimana della mia vita a condurre un gruppo di pratica Reiki e Meditazione nella città di Roma. Posso affermare che questa sia stata una delle "relazioni" più lunghe che abbia mai vissuto e certamente la più importante con il Reiki. Portare avanti un gruppo significa concorrere alla creazione di un'entità energeticamente indipendente, che accoglie chiunque abbia chiara l'intenzione di farne parte e dal quale le persone trarranno benefici. Nell'arco di questi dieci anni, migliaia di persone si sono avvicendate partecipando alle sessioni serali. I partecipanti al gruppo hanno vissuto un'evoluzione e ovviamente io con loro. È stato un porto sicuro per coloro che hanno avuto voglia di mettersi in gioco e praticare per qualche giorno, mese o anno, vedendo passare insegnamenti e meditazioni, trattamenti, cerchi di luce e tantissima condivisione. Seguire un gruppo Reiki nel tempo è la più bella esperienza che un praticante possa vivere e, di conseguenza, la migliore che un Master possa proporre. Per quanto molti cambiamenti abbiano il potenziale di accadere istantaneamente, nella maggior parte dei casi il nostro sistema mente-corpo necessita di tempo per adattarsi alle nuove circostanze, per guarire e infine evolversi. Frequentare un gruppo di pratica significa avere una buona scusa per ricordarci sempre chi siamo e la qualità energetica che dobbiamo tener viva. Inoltre, incontrare e dedicarci a persone sempre nuove – che in alcuni casi sappiamo già che non rivedremo più – è una straordinaria scuola di vita. Come Master alla guida del gruppo, capita a volte di veder entrare dalla porta una persona con un'energia speciale che, pur non avendo mai conosciuto una disciplina olistica, beneficia di un'eredità secolare di evoluzione di coscienza. Capita di avere talmente tanti ospiti da non saper più dove farli stendere e cercare di impiegare tutte le mani disponibili per far provare a ognuno l'esperienza del Reiki; capita di finire tardissimo la serata, che doveva durare 90 minuti (ma non termina mai prima di due ore) e di fermarsi a chiacchierare fino a notte fonda con chi ha bisogno di un'attenzione particolare; capita di veder crescere energeticamente le persone attraverso gli anni, perché hanno saputo essere determinate a ogni costo; capita di ritrovarsi con una decina di sconosciuti, che condividono la stessa ferita e lo stesso problema da risolvere, pur non essendone minimamente consapevoli; capita di doversi inventare ogni volta una meditazione diversa, per non far annoiare nessuno, ma insistere sullo stesso punto per mesi perché molti hanno bisogno di risolvere una questione; capita di abbracciarsi e salutarsi calorosamente, non sapendo se alcuni di loro li rivedrai ancora o se cambiamenti energetici repentini li porteranno lontano; capita di festeggiare con loro il Natale, il nuovo anno o la nuova primavera, anche se di alcuni non conosci nemmeno la professione! E, alla fine, capita anche di dover terminare l'esperienza di quel gruppo dopo un decennio esatto, perché la vita chiama e il tuo percorso evolutivo ti porta in un altro Paese.

Spero di averti dimostrato con queste tre storie che la bellezza del Reiki si esprime al meglio attraverso il tempo perché, mentre noi ci impegniamo a lavorare con la sua energia, Reiki lavora su di noi e ci trasforma. La difficoltà maggiore risiede forse nell'abituarsi a *sentire proprio* questo strumento, in maniera da viverlo con leggerezza e rispetto, affinché diventi la musica di sottofondo della nostra vita. Ne vale davvero la pena.

L'Importanza di una Buona Centratura

- Esegui un trattamento Reiki di trenta minuti preceduto da un minuto di centratura sul Cuore;
- Esegui un trattamento Reiki di trenta minuti preceduto da trenta minuti di centratura sul Cuore;
- Rifletti sulle sensazioni differenti provate nelle due esperienze.

Spirito

Esperienze di Coscienza

Quando l'abitudine a praticare trattamenti ci permette di rilassarci profondamente e dopo che abbiamo completato una preparazione energetica adeguata, Reiki diventa un'esperienza unica e sempre nuova, che porta stupore e permette di conoscere l'universo al di là della ragione. Gli emisferi cerebrali si allineano, il corpo rimane calmo, la connessione con il ricevente è stabile. Mentre aiutiamo l'altra persona a ritrovare maggior armonia, iniziamo noi stessi un'avventura un po' psichedelica – che nei primi anni non è semplice ricondurre alla realtà nella quale siamo soliti vivere. Delle esperienze di coscienza associate al Reiki ti parlerò nei prossimi capitoli. Ma mi preme ora considerare un aspetto fondamentale per ogni operatore: lo stile di vita.

Per quanto mi riguarda, ho scelto di lasciare espandere le sensazioni, che all'inizio vivevo solo a occhi chiusi, fino a riempire la mia vita e trasformarla totalmente, rendendola meno *normale* e molto più straordinaria. Ho iniziato riflettendo a lungo sulle percezioni extrasensoriali che ottenevo durante i trattamenti, soprattutto negli anni che ho dedicato intensamente alle pratiche individuali. Mi capitava di incontrare tre o quattro persone nuove al giorno e di trascorrere svariate ore consecutive a occhi chiusi. Quando li riaprivo, mi sentivo quasi spaesato e mi chiedevo perché la vita quotidiana là fuori fosse così diversa da quello che provano nelle interazioni energetiche con le persone. Per questo ho gradualmente attuato tutti i cambiamenti necessari per allineare la mia realtà interiore a quella fisica, per ridurre al minimo la frizione fra ciò che ritenevo giusto e ciò che vedevo attorno a me.

Dall'età di 27 anni, mi sono dedicato a tempo pieno alla meditazione e alle pratiche olistiche, lasciando il lavoro tradizionale e allontanandomi dalle dinamiche eccessivamente sovrastrutturate delle quali facevo parte (ad esempio, la vita in azienda). Volere è potere. Se siamo coerenti con la visione secondo cui le energie sono alla base della nostra realtà, dovremmo lavorare sulla nostra coscienza per dar vita a un microcosmo che rispecchi i nostri desideri. Per questo sono andato via dall'Italia e ho vissuto alcuni anni nella città che adoravo, Madrid. Successivamente, ho scelto di avvicinarmi maggiormente alla natura e al mare spostandomi alle Canarie. Nel frattempo, ho dedicato tanti anni a trasmettere le mie conoscenze, prima attraverso centinaia di corsi dal vivo, poi mediante i libri e infine con percorsi individuali di meditazione da poter gestire anche a distanza. Ho selezionato le persone con cui avevo a che fare (costruendo poche relazioni di grande qualità), ho smesso di vivere guidato dai doveri e mi sono dedicato esclusivamente ai miei desideri. Per quanto l'esistenza potesse sorprendermi e interporre ostacoli imprevisti, ho fatto tutto il possibile per plasmare la mia realtà in accordo alla mia natura. E ci sono riuscito. Tutto questo te lo racconto per trasmetterti la chiara idea che chiunque può farlo, se crede davvero che energia e coscienza abbiano un potere. Questa forma mentis è molto importante per tre motivi: è lo stesso meccanismo alla base del funzionamento del Reiki, è la naturale conseguenza della guarigione olistica ed è fondamentale per essere un buon *reikista*.

Concentrarsi sulla realtà interna e trascurare quella esterna è tanto insensato quanto concentrarsi su quella esterna trascurando quella interna. Non possiamo vivere una vita di stenti, doveri, malcontento e poi praticare Reiki e meditazione per rifugiarci in una bolla isolata dal mondo. Al contrario, dobbiamo riuscire a portare là fuori tutto ciò che abbiamo dentro, armonizzare le nostre ferite e creare una vita a nostra immagine e somiglianza. Dobbiamo ricordarci costantemente che la realtà che osserviamo intorno a noi rispecchia la nostra coscienza, i nostri problemi, i nostri lati ombra. Dobbiamo sempre tenere a mente che non esiste frammento di quella realtà che non ci appartenga almeno un po', quindi non esiste nulla che possa essere ignorato o che non possa essere modificato. Se abbiamo chiara in mente la necessità di fare cambiamenti pratici nella vita quotidiana, significa che siamo davvero impegnati in un percorso di crescita e, proprio per questo, non potremo che essere un ottimo operatore Reiki. Alcuni credono che serva coraggio per vivere esperienze esoteriche nel buio della propria mente, ma io ritengo che ne serva ancor di più per affrontare le questioni pratiche della vita, che costituiscono una parte fondamentale del vero percorso spirituale.

Ti ho già parlato della dimensione intuitiva dei trattamenti Reiki nel mio primo libro "Intuizione: Conoscenze e Tecniche per lo Sviluppo delle Percezioni Extrasensoriali" (https://got.am/intuizione) e ho descritto molte esperienze di trasformazione a cui ho assistito attraverso gli anni in "Crisi: Risvegliarsi e Trovare il Coraggio di Cambiare" (https://got.am/crisi). Nei prossimi capitoli voglio concentrarmi sulle tecniche, se così vogliamo chiamarle, che ho impiegato per veicolare le mie percezioni e dare il massimo attraverso i trattamenti.

Rifletti sulla Qualità della Tua Vita

- Hai mai la sensazione di praticare Reiki o meditazione per fuggire dalle consuetudini tossiche che affollano la tua esistenza?
- Quando sei in vacanza, pratichi più o meno rispetto alla normale quotidianità?
- Ti senti sovraccarico, stressato o fatichi a dormire?
- Quali attività interromperesti immediatamente, se avessi una bacchetta magica per farle sparire?
- Quali nuove attività inizieresti oggi stesso, se avessi tempo e libertà mentale?
- Prendi la tua agenda e segna alcuni appuntamenti con te stesso! Stabilisci a tavolino quando dedicherai tempo a Reiki, alla meditazione e ad attività che ti fanno star bene.

Insight

A occhi chiusi il mondo appare differente, perché riusciamo a concentrarci su ciò che di più autentico esiste. Anche il pensiero, che il mondo della spiritualità è abituato a considerare un disturbo, ha in realtà origine dal nostro stato energetico. Quando riusciamo a innalzarlo, la mente inizia a collaborare per il nostro massimo bene e si trasforma in un alleato. Prima di ogni altra *tecnica*, quindi, dobbiamo curare intensamente la qualità della nostra energia attraverso gli autotrattamenti, la meditazione quotidiana e la fluidità di canali e centri energetici. Se il terreno è ben arato, il vento stesso porterà i semi e la pioggia li innaffierà. Parlare di tecniche tralasciando il nostro stato mente-corpo sarebbe inutile, anche perché alcune tecniche sorgono spontanee quando siamo in una condizione ottimale.

Non ti aspettare che possa rivelarti nuovi rituali che non ti siano già stati insegnati nei seminari di iniziazione. Non esistono procedimenti nuovi, ma solo nuovi stati di coscienza che permettano alla tua saggezza innata di esprimersi. Per nostra fortuna, basta poco per iniziare ad avere percezioni più acute e *rivelazioni* utili a trovare nuove strade: in assenza di straordinarie tempeste ormonali, la quantità delle onde alfa del cervello aumenta subito semplicemente chiudendo gli occhi e facendo tre respiri profondi.

Il problema delle epifanie (cioè di quei momenti di chiarezza interiori che ci portano idee su una questione nostra o di qualcun altro) è che spesso si concludono quando riapriamo gli occhi. La visione di una situazione difficoltosa o la strada per guarire da una malattia si fa spesso evidente quando siamo in uno stato di equilibrio mentale, ma svanisce nel momento in cui ritorniamo in contatto con la realtà esterna, dove si aggiungono le nostre paure e convinzioni limitanti. Ciò che durante un trattamento può apparire ovvio e normale, diventa impossibile poco dopo.

Quando aiuti un'altra persona a risolvere un problema, dedica grande cura al momento successivo alla seduta, in cui ci si scambia le proprie impressioni. Già durante la pratica, annota mentalmente le intuizioni che giungono alla tua attenzione. Quando il trattamento si conclude, rimani composto, lascia le luci basse e dialoga con la persona per tutto il tempo necessario. In quella fase, fai il possibile per trasmetterle i tuoi *insight* e ciò che hai percepito, in tutta la sua forza. Se parliamo invece di una pratica rivolta a te stesso, l'emergere di una nuova visione del problema dovrebbe essere più semplice. Tuttavia, anche in questo caso, dedica qualche istante dopo il trattamento a riflettere su ciò che hai realizzato.

Quando ho bisogno di agire su un sintomo, mi dedico alla pratica per almeno venti minuti per alcuni giorni consecutivi. Con l'ausilio di una colonna sonora di pioggia rilassante, mi stendo e mi tratto. Cerco di aver cura che sia il momento migliore della giornata e, se il periodo è molto impegnato, segno l'appuntamento in agenda come qualunque altro, ma tenendomi più tempo a disposizione per non avere alcuna fretta. Faccio già meditazione ogni mattina, quindi inizio il trattamento con una centratura prolungata, che fungerà sia da preparazione che da momento di inizio della pratica. Lascio che le mani si muovano lentamente quando necessario, senza prestar loro troppa attenzione e senza pensare a dove muoverle. Mi concentro su tutte le sensazioni del corpo che posso provare in quei momenti, perché abbiano il sopravvento sui pensieri. Penso che qualunque idea possa emergere sarà utile, ma anche superflua – perché il trattamento agirà a prescindere dalla mia coscienza, benché catalizzato dalla chiara intenzione di prendermi cura del problema. Inoltre, cerco di mantenere un'attenzione diffusa al corpo, che sovraccarichi la mente di stimoli per creare una leggera trance ipnotica. L'insieme di questi sottili fattori favorisce l'espansione energetica e l'equilibrio degli emisferi cerebrali. Al termine, mi fermo a riflettere e a prendere qualche appunto sulle percezioni ricevute, cosciente che quei pochi minuti sono essenziali per fissare un proposito di cambiamento e prendere in considerazione la strada risolutiva emersa.

Ripeti dopo di me ancora una volta: "prima lo stato di coscienza, poi la tecnica". Ora, rileggi l'ultima pagina, prova tu stesso questo preciso approccio e prendi nota di ciò che maggiormente richiama la tua attenzione.

Gli Ostacoli all'Evoluzione

Se hai un obiettivo da raggiungere, un cambiamento da attuare o una guarigione da realizzare, considera sempre gli ostacoli che emergono dalla personalità sotto forma di paure e convinzioni limitanti. Non cadere nell'errore di molti praticanti superficiali, che ignorano le strutture dell'ego e ripetono come una cantilena che *Reiki è energia intelligente e sa cosa fare*: la mente e la coscienza devono guidare l'energia!

Nel percorso di pratica verso la meta, opera consapevolmente sullo stato emotivo desiderato per ridurre le emozioni disfunzionali e su eventuali credenze che si oppongono al tuo desiderio profondo, fino a che non si saranno trasformate. Mi spiego meglio: una volta intuita la strada da percorrere, chiediti cosa ti stia impedendo di raggiungerla (o chiedilo alla persona che stai accompagnando con il Reiki). Temi di non riuscirci? Hai paura delle conseguenze? Non sai come gestire il risultato che otterrai? Dedica un trattamento con primo e secondo simbolo allo stato-risorsa che ti manca e che desideri acquisire. Se hai paura, orienta la sessione al coraggio;

se hai un dubbio, dirigila alla certezza; se ti servono ulteriori intuizioni o chiarimenti, chiedili esplicitamente. Perché non dovresti riuscire a ottenere ciò che vuoi? Ascolta la risposta che ti sorge più spontanea e considerala per quello che è: un'idea limitante da trasformare. Se pensi che sia difficile, dedica un trattamento al fatto che il cambiamento sarà facile; se pensi di non meritarlo, lavora per aprire la mente all'idea opposta. Puoi scrivere su un foglietto le frasi che rappresentano la via spianata da percorrere (ad esempio, "Posso guarire", "Cambiare è semplice", "Io merito di essere felice", "Io sono coraggioso") e poi trattarlo tenendolo fra le mani. Se ti senti ispirato, puoi lasciar evolvere l'intenzione iniziale della pratica e concentrarti su altre frasi, espresse in positivo, che ti sorgono spontanee nell'arco dei minuti. Per concludere, rimani aperto alla possibilità che anche l'obiettivo iniziale possa cambiare. Molte volte abbiamo bisogno di *non* arrivare alla meta, perché il proposito era stato stabilito solo con la mente e non con il cuore. Permettiti di riconsiderare la direzione stessa lungo la quale stai camminando alla luce della consapevolezza.

Quando parliamo di Reiki come di un'energia *intelligente*, proiettiamo l'idea umana di intelligenza che soppesa, valuta e decide – in un reame che possiede regole ben differenti. Per quanto lo spirito possa avere un orientamento verso cui muoversi, l'essere umano incarnato – fatto di mente, corpo, spirito, ma anche emozioni e personalità – deve impiegare il libero arbitrio e la volontà per guidare la sua esistenza. La nostra felicità, così come la guarigione del corpo, non sono necessarie allo spirito, che può evolvere anche attraverso la malattia o la depressione. È facoltà della nostra coscienza scegliere, per esempio, quanto spazio lasciare alla sofferenza e quanto spazio riempire con la luce della guarigione, quanto farci guidare dai bisogni materiali e quanto da quelli spirituali. La prospettiva dalla quale noi vediamo le questioni quotidiane è decisamente ristretta e i problemi sui quali ci concentriamo sono piuttosto effimeri, se li confrontiamo con il percorso dell'anima che si muove attraverso le ere. Per questo dobbiamo accettare che a livello sistemico alcuni cambiamenti desiderati non siano compatibili con il percorso che stiamo vivendo. Allo stesso tempo, dobbiamo dirigere il nostro sforzo e la nostra intenzione consapevolmente e seguire i nostri desideri.

Spesso si attribuisce al cosiddetto "Universo" il potere di influire sulla nostra esistenza e di sostituirsi alla volontà, ma credo sia molto più importante considerare le nostre stesse parti in gioco: l'inconscio, le emozioni (anche quelle che si manifestano nel corpo fuori dalla nostra consapevolezza), i bisogni e la saggezza interiore che agisce da bussola. In armonia con il mio sentire, non mi riferisco mai al Reiki, all'universo o a Dio come a qualcosa di esterno, ma al contrario, come a qualcosa che fa intrinsecamente parte di me e del quale io stesso faccio parte. Questo modo di pensare non è solo formale, ma permette all'individuo – nella sua interezza – di assumersi la totale responsabilità della propria esistenza. Spesso non ho la certezza di quale parte di me stia agendo, se l'ego avido o lo spirito-bussola, perché la voce della saggezza bisbiglia, mentre le emozioni condizionate strillano. Eppure, questo è il gioco della vita. Scegliere e plasmare la realtà è il nostro più grande talento e, a mio parere, anche il nostro più grande dovere.

Portare avanti una serie di trattamenti Reiki per un obiettivo materiale o il miglioramento di un costrutto mentale non è meno nobile che dedicarli a una guarigione, se il nostro desiderio è autentico e profondamente sentito.

Chakra e Meditazione

La maggior parte dei praticanti Reiki occidentali ha sicuramente sentito parlare dei sette chakra principali durante il proprio seminario di iniziazione. Tuttavia, bisogna precisare che questo modello di riferimento proviene in realtà dalla tradizione tantrico-induista e non appartiene direttamente alla cultura giapponese nella quale Reiki affonda le radici. Ad ogni modo, poiché il cristianesimo non ci ha offerto alcun indizio sull'anatomia energetica dell'essere umano né strumenti *non allegorici* per comprendere la realtà olistica di cui facciamo parte, si è scelto di raccogliere questa preziosa eredità attraverso lo Yoga (nell'ultimo secolo in voga anche in Europa e Stati Uniti) per fornire un riferimento in più nella pratica dei trattamenti.

Che si rivolga la propria attenzione ai meridiani, ai chakra oppure agli organi fisici, però, non fa molta differenza in termini di efficacia. Sarà sempre l'intenzione del praticante a stabilire i benefici che il Reiki puoi produrre, poiché l'energia – lo ricordo ancora una volta – segue l'orientamento della mente. Quando appoggio le mani all'altezza del plesso solare, sto certamente dando energia all'intestino, al fegato e ai polmoni. Tuttavia, se la mia intenzione è quella di armonizzare il terzo chakra, ne beneficeranno anche le strutture dell'ego, il rapporto con l'elemento fuoco e con la rabbia, la timidezza, l'energia maschile e i ruoli sociali. Quindi, considerare i chakra significa assumere una prospettiva olistica e dirigere la propria intenzione verso emozioni, corpo, elementi naturali e così via.

Il modello dei sette chakra, a mio modo di vedere, è ancor più utile all'individuo nelle sue pratiche meditative e nella ricerca di un livello di coscienza superiore. I sette vortici dell'esoterismo indiano corrispondono a sette spettri di frequenza energetica che si miscelano fra loro e restituiscono una certa consapevolezza alla persona, una determinata capacità di comprendere e dominare i relativi piani di realtà. Man mano che ognuno di essi esprime la propria energia con più pienezza, le nostre possibilità crescono esponenzialmente, assieme alla qualità delle nostre emozioni e alla nostra realizzazione spirituale.

L'energia dei chakra deve essere considerata come un flusso dinamico in continua trasformazione. I chakra non sono interruttori da accendere e spegnere oppure porte da aprire e chiudere. Essi emanano onde che reagiscono a ogni pensiero, emozione, azione e accadimento della vita.

L'equilibrio di ognuno cambia di giorno in giorno e persino da un momento all'altro. Allo stesso tempo, il loro grado di evoluzione è tendenzialmente stabile e in crescita e, per questo, il lavoro di consapevolezza ripaga nel medio e lungo termine.

[...]

La pratica più potente che possa influire sull'energia dei chakra è la meditazione, cioè una forma di focalizzazione consapevole sui singoli punti.

La mente e il focus dirigono l'energia. Respirare, concentrarsi e dedicarsi ai nostri chakra periodicamente li aiuta a guarire dalle antiche ferite così come dai tormenti quotidiani.

(Tratto da "Chakra e Corpi Sottili: L'Anatomia Invisibile dell'Essere Umano", https://got.am/chakra)

Oltre alla pratica corretta del Gassho, meditazione insegnata dal Maestro Usui che ho riportato nel primo libro della collana, suggerisco quindi di dedicarsi rigorosamente allo sviluppo dei chakra. Indico di seguito alcune pratiche che possono essere usate ogni giorno... per la vita intera!

Meditazione Chakra e Respiro

Questa meditazione di base guida nel portare l'attenzione e il respiro a ognuno dei 7 chakra.

La pratica incrementa lo stato vitale e favorisce l'equilibrio delle sette dimensioni dell'essere.

Se ne suggerisce l'esecuzione quotidiana, per un ciclo di pratica di almeno ventuno giorni consecutivi.

PREPARAZIONE:

- Assumi la posizione facile Yoga, seduto a gambe incrociate in maniera naturale (in alternativa, rimani comodamente seduto su una sedia);
- Mantieni la schiena dritta, con naturalezza;
- Porta pollice e indice a contatto, dorsi delle mani appoggiati alle ginocchia, le altre dita aperte verso l'alto;
- Mantieni braccia e spalle rilassate.

ESECUZIONE:

- Respira senza sforzo e con naturalezza, in maniera lenta, profonda e consapevole (cioè rimanendo in contatto con la sensazione dell'aria che entra ed esce dal corpo);
- Respira in maniera consapevole sul 1° chakra

(perineo), sentendo l'aria che entra ed esce dal punto verso terra e visualizzando mentalmente una luce bianca che entra ed esce dal corpo in quello stesso punto;

- Respira in maniera consapevole sul 2° chakra (area genitale), sentendo l'aria che entra ed esce dal punto e visualizzando mentalmente una luce bianca che entra ed esce dal corpo in quello stesso punto;
- Respira in maniera consapevole sul 3° chakra (area dell'ombelico), sentendo l'aria che entra ed esce dal punto e visualizzando mentalmente una luce bianca che entra ed esce dal corpo in quello stesso punto;
- Respira in maniera consapevole sul 4° chakra (al centro del torace), sentendo l'aria che entra ed esce dal punto e visualizzando mentalmente una luce bianca che entra ed esce dal corpo in quello stesso punto;
- Respira in maniera consapevole sul 5° chakra (area della gola alla base del collo), sentendo l'aria che entra ed esce dal punto e visualizzando mentalmente una luce bianca che entra ed esce dal corpo in quello stesso punto;
- Respira in maniera consapevole sul 6° chakra (area frontale, tra le sopracciglia), sentendo l'aria che entra ed esce dal punto e visualizzando mentalmente una luce bianca che entra ed esce dal corpo in quello stesso punto;
- Respira in maniera consapevole sul 7° chakra

(sommità del capo), sentendo l'aria che entra ed esce dal punto verso l'alto e visualizzando mentalmente una luce bianca che entra ed esce dal corpo in quello stesso punto;

- Respira in maniera consapevole su tutti e 7 i chakra contemporaneamente, visualizzando mentalmente una luce bianca che entra ed esce da tutti e sette i punti;
- Riporta il respiro al suo ritmo naturale e rimani nella percezione del tuo stato psico-fisico.

Meditazione Chakra e Suono

Questa meditazione guida nel portare l'attenzione e il suono della voce su ognuno dei 7 chakra, ripetendo il mantra tradizionale associato a ognuno di essi.

Se ne suggerisce l'esecuzione quotidiana, per un ciclo di pratica di almeno ventuno giorni consecutivi.

PREPARAZIONE:

- Assumi la posizione facile Yoga, seduto a gambe incrociate in maniera naturale (in alternativa, rimani comodamente seduto su una sedia);
- Mantieni la schiena dritta, con naturalezza;
- Porta pollice e indice a contatto, dorsi delle mani appoggiati alle ginocchia, le altre dita aperte verso l'alto;
- Mantieni braccia e spalle rilassate.

ESECUZIONE:

- Respira senza sforzo e con naturalezza, in maniera lenta, profonda e consapevole (cioè rimanendo in contatto con la sensazione dell'aria che entra ed esce dal corpo);
- Inspira in maniera consapevole sul 1° chakra (perineo), come se l'aria entrasse da quel punto, ed espira emettendo un lungo suono "LAM",

sentendo la voce vibrare nel corpo;

- Inspira in maniera consapevole sul 2° chakra (area genitale), come se l'aria entrasse da quel punto, ed espira emettendo un lungo suono "VAM", sentendo la voce vibrare nel corpo;
- Inspira in maniera consapevole sul 3° chakra (area ombelico), come se l'aria entrasse da quel punto, ed espira emettendo un lungo suono "RAM", sentendo la voce vibrare nel corpo;
- Inspira in maniera consapevole sul 4° chakra (centro del torace), come se l'aria entrasse da quel punto, ed espira emettendo un lungo suono "IAM", sentendo la voce vibrare nel corpo;
- Inspira in maniera consapevole sul 5° chakra (area della gola), come se l'aria entrasse da quel punto, ed espira emettendo un lungo suono "HAM", sentendo la voce vibrare nel corpo;
- Inspira in maniera consapevole sul 6° chakra (area frontale, tra le sopracciglia), come se l'aria entrasse da quel punto, ed espira emettendo un lungo suono "AUM", sentendo la voce vibrare nel corpo;
- Inspira in maniera consapevole sul 7° chakra (sommità del capo), come se l'aria entrasse da quel punto, ed espira emettendo un lungo suono "OGUM SATYAM OM", sentendo la voce vibrare nel corpo;

- Respira in maniera consapevole lungo la colonna vertebrale, come se l'aria entrasse dal perineo e attraversasse il corpo sino a uscire dalla cima della testa;
- Riporta il respiro al suo ritmo naturale e rimani nella percezione del tuo stato psico-fisico.

Centratura Alta e Miracoli

Come ho già scritto molte volte, avere una centratura alta è il presupposto fondamentale perché determinate risoluzioni si manifestino durante i nostri trattamenti. Nell'ambito Reiki, si parla normalmente solo di centratura sul Cuore. Questo elemento è l'unico sempre presente e sempre richiesto in qualunque stile o scuola. Essere centrati sul Cuore significa agire *almeno* con un'energia di quarta vibrazione (quarto chakra), ma nessuno ci impedisce di avere una qualità di coscienza ancora superiore (facile se pratichi con regolarità le meditazioni suggerite nel capitolo precedente).

Man mano che la frequenza si stabilisce su piani elevati e l'energia delle differenti dimensioni si amalgama armoniosamente, le regole del gioco della vita si evolvono. Su un piano terreno, ad esempio, vigono norme come la forza di gravità, la relazione causa-effetto, le leggi della termodinamica, della chimica e del tempo. Su un piano astrale, invece, entrano in gioco l'influenza del pensiero, le memorie emozionali e quelle karmiche. Sul piano mentale superiore troviamo l'intuizione, il superamento dei limiti spazio-temporali, la capacità creativa. Sul piano spirituale ci sono i bisogni profondi dell'anima e le sue missioni, l'istantaneità di ogni cambiamento, la dissoluzione della distanza fra gli esseri umani e la realizzazione in Dio.

Praticare Reiki sintonizzati su un piano terreno e astrale è ben diverso rispetto a stabilizzarsi su piani più elevati. Le energie che affluiscono dalle dimensioni superiori aprono le porte a una più facile trasformazione del piano fisico. Questo spiega perché un essere umano illuminato possa fare "miracoli", piegando apparentemente le leggi della materia e del tempo, ma anche perché – come contrappasso – una persona saldamente ancorata alla materia per via della paura o del pensiero dogmatico non riesca nemmeno a scorgere altre dimensioni.

Pur cercando di mantenere i piedi per terra, non dobbiamo pensare alla realizzazione spirituale come a qualcosa di inarrivabile. Non è raro che nel singolo istante l'energia di un individuo possa fiorire nelle sue vibrazioni più elevate e che sulla sua testa possa essere visibile l'aura dei santi. Anche se non avrebbe alcun senso ambire all'illuminazione, questa può essere raggiunta da qualunque praticante nell'arco di una vita, nell'era in cui viviamo.

Ciò che potrebbe realmente fare la differenza in un normale trattamento Reiki è una prolungata preparazione meditativa abbinata alla ferma intenzione di portare le più alte energie a terra. Aggiungere una preparazione rituale alla pratica faciliterà questo compito.

Anche se all'apparenza un miracolo è un evento inspiegabile, esso accade grazie alla complessa interconnessione di piani differenti e all'interazione di forze che non consideriamo normalmente collegate fra loro. Dal piano spirituale giunge a noi *il perché, lo scopo degli eventi*; attraverso quello mentale superiore affluiscono le informazioni strategiche che costituiscono la scorciatoia per aggirare gli ostacoli; nel piano astrale, pensieri ed emozioni costituiscono il terreno che accoglie le reazioni elettrochimiche del corpo fisico. Non dimenticare mai che ogni piano mantiene le sue regole e rimane caratterizzato da specifici strumenti: non è sempre possibile risolvere attraverso lo spirito i problemi della materia – ma molte volte sì.

Come potrai comprendere, queste spiegazioni hanno senso soprattutto alle orecchie di chi abbia già sviluppato una certa sensibilità alle energie, comune a chi pratica la disciplina da qualche anno con assiduità. Se non sai di cosa parlo, ti invito ad approfondire i fondamenti tradizionali.

Viaggi attraverso Spazio e Tempo

Osservando il mio primo grande maestro per anni, ho intuito tecniche che solo molto tempo dopo ho realmente fatto mie e saputo mettere in pratica. Alcune di esse non mi sono mai state spiegate formalmente perché, come già immaginavo all'epoca, giungono nell'esperienza di ognuno solo quand'è il momento giusto e quando la sua coscienza lo permette. Ti invito quindi a considerare che alcune cose che leggerai nelle pagine seguenti potrebbero non aver senso fino al momento in cui il terreno non sarà pronto e tu stesso potrai sperimentarle in prima persona.

Avendo vissuto le mie prime avventure nel mondo della coscienza attraverso l'ipnosi, ho avuto modo di studiare la mente in tante forme, dedicandomi alle percezioni sensoriali ed extrasensoriali, al rapporto fra la realtà fisica e psicologica, insegnando anche ad alcuni psicoterapeuti come riordinare le alterazioni percettive dei loro clienti. Questo universo è per sua natura molto più arte che scienza, poiché ogni approccio a questi campi d'informazione è mediato dalla persona stessa. Un'esperienza non può essere oggettivamente vera o uguale per due individui diversi e può causare due risultati del tutto differenti. Immagina che ognuno sia il personaggio di un videogioco. Al primo livello sarà protagonista con determinate caratteristiche fisiche, alcune armi a disposizione con le quali sfidare i suoi nemici in uno specifico paesaggio. Nel livello successivo, il giocatore non sarà più uguale a sé stesso, perché avrà acquisito nuove facoltà per affrontare lo scenario con oppositori più forti. L'esperienza interiore di ognuno, seppur condivisa per sommi capi con altre persone, è simile a un videogioco. Se potessimo confrontare i dettagli di ognuna, *percepiti dall'interno*, scopriremmo un universo completamente a sé.

Reiki, come ogni altra disciplina energetica, ha un carattere esoterico molto importante: nel momento in cui si è pronti ad accedere a un nuovo livello, esso si svela dinnanzi a noi – come se fosse sempre stato lì, ma invisibile ai nostri occhi.

Durante meditazioni, trattamenti e feedback – e sostanzialmente in qualsiasi conversazione con un'altra persona – la nostra coscienza può spostarsi in un momento o in un luogo differente rispetto a quello in cui si trova il corpo. Puoi pensare che si tratti di un vero e proprio viaggio nel tempo oppure una forma di teletrasporto, nel quale la tua dimensione fisica rimane ferma e la tua coscienza si muove in un istante.

Riesci a immaginare l'effetto di questa facoltà? Nella mia esperienza attuale essa è molto labile e risulta influenzata da tantissimi fattori interni ed esterni: interferenze emotive, pensieri, stanchezza fisica, alimentazione, qualità della pratica meditativa... ma rimane il fatto che io possa spostarmi in un momento presente differente da *questo* ed essere testimone di eventi passati o futuri, qui o in qualunque altro luogo. Non si tratta di una visualizzazione, di un ricordo, di un rispecchiamento empatico e nemmeno di una percezione intuitiva. È a tutti gli effetti uno *spostamento del momento spazio-temporale*. Questa possibilità può essere limitata da specifiche convinzioni (ad esempio: "è più facile spostarsi indietro di un'ora piuttosto che di un decennio") e naturalmente dal sentirsi sotto pressione per il fatto di dover dimostrare qualcosa a qualcuno. Di conseguenza, tieni questa pratica per te. La sua applicazione può rappresentare più un'eccezione alla normalità che una regola.

Ecco quel che succede: mentre il corpo rimane fermo e rilassato, la coscienza si suddivide in parti. Nel medesimo momento ricevo sensazioni dal presente e dal mio corpo, ma anche da un momento diverso e da una fonte diversa (ad esempio, il corpo di un'altra persona). Questo può accadere indistintamente a occhi aperti o chiusi, rimanendo in silenzio o conversando con qualcuno. Non si tratta di una facoltà straordinaria, ma piuttosto di una pratica poco impiegata e della quale non si parla abitualmente.

L'esperienza ha origine da un "appiglio", un collegamento che può essere il racconto di un'altra persona (come la citazione di un momento storico preciso) o una sensazione sconosciuta che "raccolgo" durante un trattamento Reiki. Ho il chiaro ricordo di essere stato in grado di vivere questo spostamento temporale anche da bambino, all'età di 7-8 anni. Quando il collegamento è verbale, lo afferro mentalmente e slitto *verso* il momento suggerito. Quando si tratta di una *sensazione emotiva esterna*, le permetto di attirarmi come fosse un buco nero, mentre rimango aperto alla percezione.

Una volta iniziato, non ho mai avuto alcuna resistenza a questo processo, che ho sempre sentito totalmente naturale e immediatamente reversibile. Non ti suggerisco di sforzarti affinché accada, ma piuttosto di tenere solo a mente questa possibilità per il futuro.

Il Percorso Oltre il Percorso

Oltre ai trattamenti e agli autotrattamenti, a cui ho dedicato decine di migliaia di ore della mia vita con grande soddisfazione, le esperienze più intense vissute con il Reiki riguardano sicuramente i seminari di formazione e le iniziazioni. Nel decennio dopo aver conseguito il mio Master, ho organizzato sessantasette weekend di primo livello, diciannove di secondo livello e due percorsi annuali per Master Reiki. Come già detto, l'ho fatto con il preciso intento di lasciare un'eredità e di avere dei momenti energetici fondamentali ai quali ritornare io stesso periodicamente.

Delle mie primissime esperienze con il Reiki da discente ricordo la *scia energetica* che mi accompagnava per alcuni giorni, per poi scemare. Parlandone con il mio maestro avevo capito la particolarità di quei momenti, nei quali si concentravano così tante meditazioni e rituali. Era normale – come mi avevano confermato – sentirsi leggeri, spensierati e *benedetti* durante il corso, così come era normale tornare alla cruda e greve realtà alcuni giorni dopo. Se il weekend di gruppo mi sembrava il paradiso, i primi giorni dopo la fine dell'esperienza assomigliavano più all'inferno! Le resistenze inconsce a quello stato di grazia si manifestavano dentro di me come una tempesta, tutti assieme. Il contraccolpo energetico che vivevo ogni volta era pesante, ma rappresentava alla perfezione la distanza fra lo stato di coscienza che raggiungevo se aiutato da un maestro e quello che invece accompagnava la mia vita quotidiana. Frequentare settimanalmente il gruppo di scambio Reiki era un aiuto importante, ma quando tornavo a casa faticavo a trovare persone da trattare e a praticare meditazione per conto mio.

All'inizio, avevo cominciato a ripetere ogni mese i seminari già frequentati, con il piacere di apprendere informazioni nuove e aiutare facendo trattamenti alle nuove leve. Un anno più tardi avevo preso il secondo livello e due anni dopo il Master. La vera svolta era arrivata proprio quando avevo scelto di assumermi la responsabilità del mio percorso, di essere indipendente e di riconoscere l'importanza del mio ruolo nei confronti dei miei allievi.

Come avevo visto fare al mio maestro, mi preparavo diligentemente prima di ogni incontro, meditavo a casa ogni giorno e iniziavo a lasciar espandere l'esperienza nella vita intera. Come ti ho già raccontato nei capitoli precedenti, ho poi deciso di lasciare il mio lavoro e dedicarmi a tempo pieno al Reiki.

Gli anni sono volati via veloci ma, nonostante le normali difficoltà della vita, Reiki mi ha accompagnato silenziosamente e con dolcezza. Seminario dopo seminario, trattamento dopo trattamento, imparavo a generare l'energia necessaria per aiutare gli altri – oltre che me stesso – e per risolvere i miei più grossi *casini.*

Hai mai sperimentato quanto sia diverso fare una semplice meditazione in un giorno qualunque rispetto a fare la stessa identica pratica all'inizio di un seminario di iniziazione? L'importanza che rende un momento speciale libera un'energia enormemente più grande! Ti è mai capitato di sentire la differenza fra un trattamento fatto a una persona poco interessata e uno fatto per aiutare una persona in fin di vita? Davanti al bisogno di sopravvivenza di un uomo, dalle nostre mani escono fiamme!

Impossibile considerare quello che sto per descrivere come una "tecnica", si tratta piuttosto di un suggerimento: mettiti nella condizione di aiutare chi ha bisogno, sempre, anche quando vedi un incidente in mezzo alla strada! Partecipa a seminari ed eventi importanti, organizzali tu stesso per aggregare operatori Reiki e crescere assieme a loro. Se ti senti ispirato, mettiti al servizio di chi chiede pubblicamente trattamenti Reiki e pratica, pratica, pratica. Se hai già conseguito almeno il secondo livello Reiki e non hai un gruppo vicino casa, puoi contattarmi e unirti alle nostre serate di Reiki e Meditazione a distanza oppure potresti decidere semplicemente di promuovere un tuo gruppo. Ricerca, interrogati, non ti accontentare! Studia la tradizione, la storia, i documenti giunti a noi che parlano di Reiki e del tuo lignaggio, poi guarda con curiosità alla modernità del mondo in cui viviamo e a come Reiki si stia diffondendo. Ascolta differenti maestri e formati con ognuno di coloro che ti ispira davvero. Vai alla radice, supera dogmi e pregiudizi. Pratica meditazione e tutti i trattamenti che ti è possibile. Mi è stato insegnato che, per quanto la realtà sembri immutabile, ciò che hai davanti ai tuoi occhi non è mai uguale a sé stesso. I problemi che sembrano ritornare ciclicamente, in realtà, sono nuove forme che rappresentano il tuo percorso evolutivo che, come il tempo che scorre, va sempre e inevitabilmente avanti! Oltre alla salute, guarda anche al benessere e alla vera serenità, godi del momento presente e abbi il coraggio di compiere scelte importanti. Lascia andare il passato e apriti a nuove strade. Permetti al percorso di consapevolezza di farti da guida e seguilo per la vita intera. Condividi le tue esperienze, entra in contatto con persone a te affini e, ogni volta che ne hai la possibilità, scambia un trattamento Reiki con leggerezza e dedizione. Anche se fatichi a trovare il tempo per fare tutte queste cose, ricorda: puoi creare nuovo spazio nella tua esistenza per ciò che è importante.

L'entusiasmo che viviamo all'inizio del percorso è come un innamoramento: nulla rispetto alla pace interiore che sorge con il tempo e che corrisponde invece all'amore vero.

L'esperienza che ho personalmente vissuto con il Reiki è cresciuta di anno in anno, mentre cresceva di pari passo la mia fiducia in ciò che avevo fra le mani. All'inizio coltivare questa pratica sembrava faticoso, perché strideva con altri aspetti della vita, ma con il tempo ho compreso quanto fosse facile. È sufficiente sedersi a gambe incrociate su una coperta, far stendere la persona accanto a noi, portare le mani sul Cuore per qualche istante e cominciare.

Invito Accademia GOTAM

Accademia GOTAM raccoglie l'esperienza di sedici anni del suo fondatore, Marco Cattaneo GOTAM, nell'ambito dell'insegnamento di Reiki, meditazione e sviluppo personale e offre, per la prima volta in Italia, percorsi guidati quotidiani attraverso sessioni personali, di gruppo e corsi sempre a disposizione. All'interno sono presenti oltre 200 pratiche guidate di meditazione, nonché 250 ore di corsi per praticanti di ogni livello di esperienza. L'Accademia GOTAM offre la possibilità originale di meditare e coltivare la propria evoluzione personale ogni giorno, sfruttando le possibilità di Internet e affiancando alle sessioni dal vivo le pratiche più utili da sperimentare nella comodità del luogo in cui ti trovi. Pur essendo il Reiki una disciplina che necessita di essere vissuta attraverso l'esperienza dal vivo, gli operatori troveranno all'interno dell'Accademia il gruppo di scambio Reiki e meditazione a distanza, nonché la didattica di tutti i livelli Reiki già conseguiti da riascoltare.

https://www.AccademiaDiMeditazione.it

Marco Cattaneo GOTAM

Reiki, Meditazione, Massaggio

Seminari e Sessioni Individuali a <u>Roma</u>, <u>Milano</u>, <u>Torino</u>, <u>Bologna</u> e <u>Gran Canaria</u> e, in casi specifici da valutare, <u>a distanza</u>.

<u>www.marcocattaneo.it</u>

Biografia dell'Autore

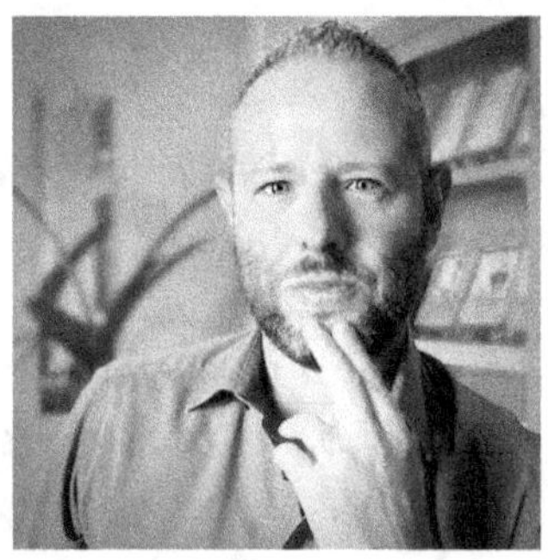

Marco Cattaneo GOTAM, Ipnotista, Maestro di Meditazione e Mindfulness, Master Reiki. Ha dedicato diciotto anni a pratiche di sviluppo personale, entrando in contatto con molte discipline per il benessere di corpo, mente, emozioni e spirito.

Dal 2008 al 2022 ha erogato 160 seminari intensivi, 250 workshop brevi e aiutato persone in oltre 5.400 sessioni individuali.

Ha fondato l'Accademia GOTAM, attraverso la quale raggiunge ogni giorno 350 praticanti, supportandoli nel loro percorso di consapevolezza con sessioni personali e di gruppo.

Grande appassionato di tecnologia e viaggi, vive sull'isola di Gran Canaria e opera principalmente fra Spagna e Italia.

«Molti pensano che occuparsi di crescita personale significhi essere sempre felici, passare tutto il giorno a meditare o raggiungere forsennatamente obiettivi. Al contrario, significa essere guidati dall'anima a realizzare le proprie qualità umane, surfare le onde della vita e tendere la mano a chi ti passa accanto. Credo fermamente nell'integrazione fra spirito e materia, nello sviluppo di una mente consapevole, di un Cuore aperto e di una vita colma di ricchezza» – Marco Cattaneo GOTAM

Riferimenti Web

Autore

https://marcocattaneo.com

Skype: marcoscnask

E-mail: info@got.am

Accademia di Meditazione GOTAM

https://www.accademiadimeditazione.it

https://got.am

Libri Collana Modellamente

https://modellamente.com

MARCO CATTANEO GOTAM

REIKI USUI
SHIKI RYOHO

Manuale
Operatori
Iniziati

Per Approfondire
https://got.am/reiki3

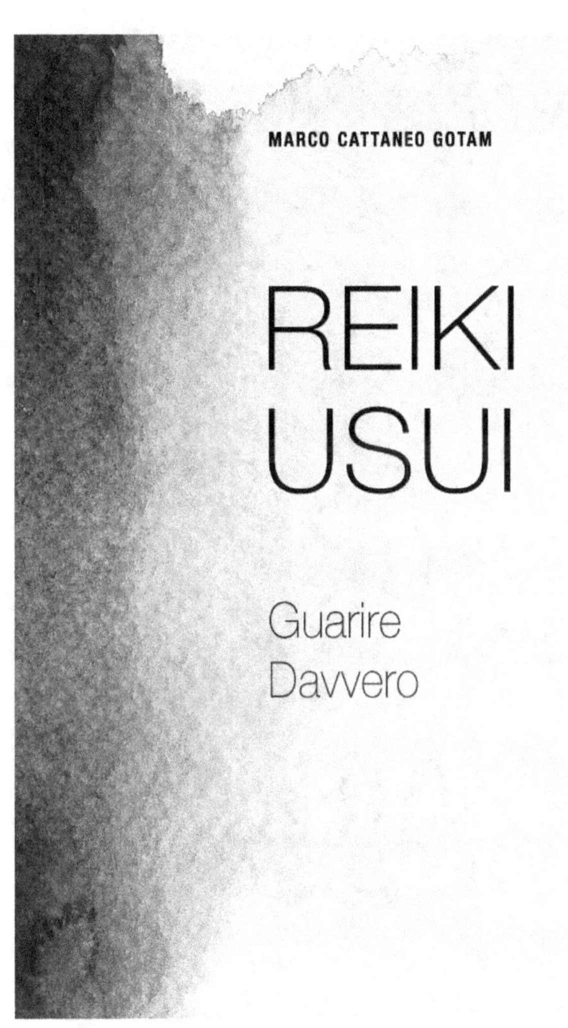

Per Cominciare
https://got.am/reiki1

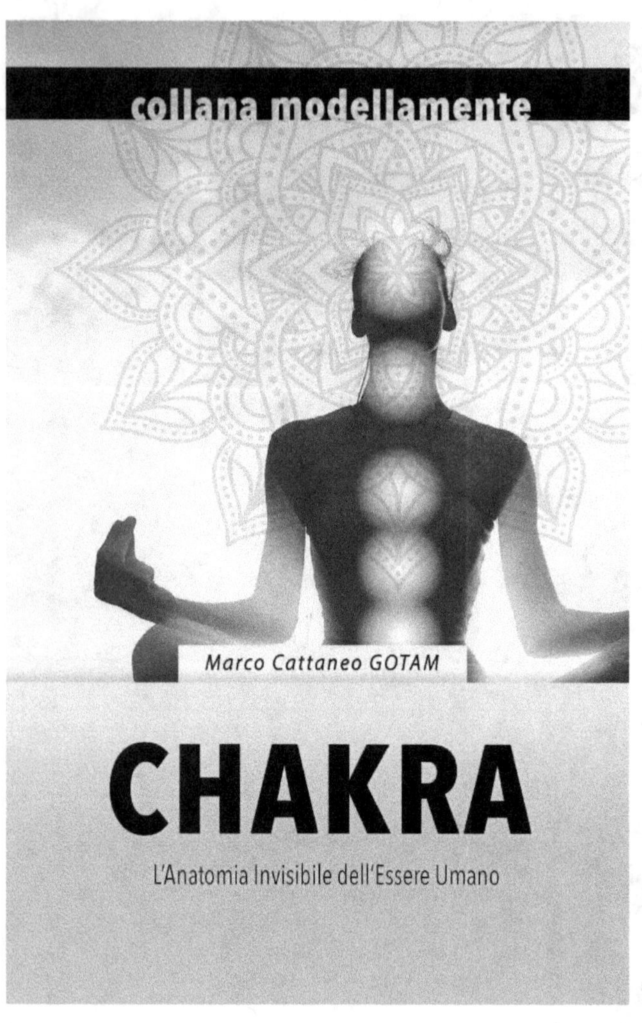

Per Approfondire
https://got.am/chakra

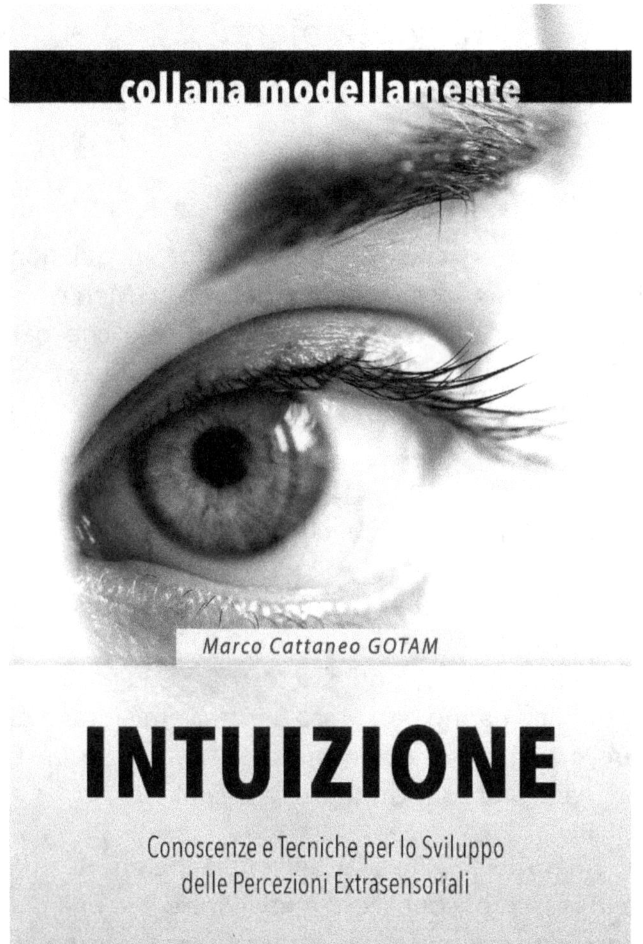

Per Approfondire
https://got.am/intuizione

Ringraziamenti

Il lungo cammino che mi ha condotto sin qui non sarebbe mai cominciato se non grazie a Mercedes Cortegiani, Maestra di Meditazione e Reiki che per prima mi ha iniziato alla disciplina. La sua guida mi ha amorevolmente supportato per quattro anni e mi ha insegnato il grande valore del silenzio e della cura. A lei vanno il mio più grande ringraziamento e i miei più cari ricordi del percorso Reiki da allievo.

Un ringraziamento speciale va, come di consueto, a Claudia Marchione, per il suo grande contributo come editor nella revisione di questo testo. La sua pazienza e le sue abilità hanno permesso a tutte le mie opere di esistere, mentre il suo supporto come socia e compagna di vita sono stati preziosissimi.

Infine, ringrazio te che stai leggendo, perché la tua voglia di crescere, conoscere e migliorare è la mia più grande soddisfazione e mi permette ogni giorno di realizzare la mia missione.

Se questo libro ti è piaciuto, per favore lascia la tua recensione su Amazon: ci aiuterai a farlo arrivare al maggior numero di persone possibile.

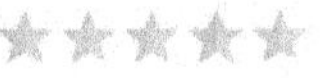

Indice

www.ingramcontent.com/pod-product-compliance
Lightning Source LLC
Chambersburg PA
CBHW070808240726
48654CB00007B/263